万友生医学丛书

《伤寒论》方证医案选 诸 病 证 治 提 要 表

万友生　编著

中国中医药出版社
·北京·

图书在版编目（CIP）数据

《伤寒论》方证医案选 诸病证治提要表 / 万友生编著.
—北京：中国中医药出版社，2016.9（2021.6 重印）

（万友生医学丛书）

ISBN 978 – 7 – 5132 – 3624 – 9

Ⅰ.①伤… Ⅱ.①万… Ⅲ.①《伤寒论》—医案—汇编
②常见病—中医治疗法—表格 Ⅳ.① R222.29

中国版本图书馆 CIP 数据核字（2016）第 223734 号

中国中医药出版社出版

北京经济技术开发区科创十三街31号院二区8号楼
邮政编码　100176
传真　010 64405721
山东润声印务有限公司印刷
各地新华书店经销

开本 880 × 1230　1/32　印张 8　字数 163 千字
2016 年 9 月第 1 版　2021 年 6 月第 3 次印刷
书号　ISBN 978 – 7 – 5132 – 3624 – 9

定价　35.00 元
网址　www.cptcm.com

如有印装质量问题请与本社出版部调换（010–64405510）
社长热线　010 64405720
购书热线　010 64065415　010 64065413
微信服务号　zgzyycbs

书店网址　csln.net/qksd/
官方微博　http://e.weibo.com/cptcm
淘宝天猫网址　http://zgzyycbs.tmall.com

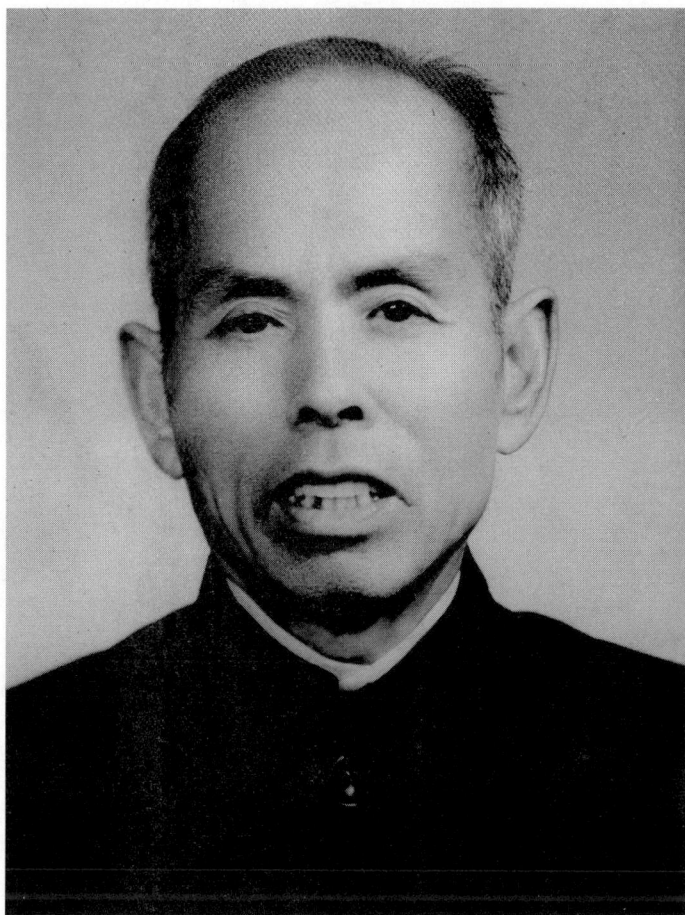

万友生先生

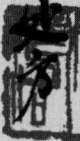

万友生先生手迹

邓 序

友生兄，儒而医者也。十年寒窗，琴棋书画，诗词歌赋，清品自高。年少从名师学医，弱冠悬壶济世，焚膏继晷，奋发图强，三十而医名噪。新中国成立，世治民安，中医事业得以发展。兄积极响应政府号召，从政、从教，悉殚精竭虑，务求美善。尝谓人必自度乃能度他。

在数十年教学生涯中，深入仲景堂奥，广探叶、薛、王、吴，求本于临床实际，证之于学术研究，得出"热病寒温内外统一"的科学结论，为中医重新进入急危重症阵地建立全面的理论指导。

我与友生兄，相知相交数十载，志同道合。其"学中医以国学根柢为要"的中医教育思想，亦同我心。

先生今值百岁诞辰，中国中医药出版社拟出版《万友生医学丛书》以纪念之，以传承之，侄女兰清求序于予，乐为之。

百〇一叟 邓铁涛
2016 春序于羊城

蒋　序

　　万友生先生，号松涛，江西省新建县西山乡人。生于 1917 年农历九月二十一日，卒于 2003 年 6 月 2 日，享年 87 岁。江西中医学院（现为江西中医药大学）教授、主任医师，享受国务院政府特殊津贴专家。曾任江西省政协常委，中国科协"三大"代表，中华全国中医学会第一、第二届常务理事，第三届顾问，江西省中医药研究所所长。

　　先生生有异禀，聪敏过人，童蒙之时虽已新学蔚然，而国学课业仍为基础，乃于勤勉学习现代科学之外，浸润乎四书五经之中，兼以吟诗作对，学书作画，可谓国故新知两皆精进。17 岁考入江西中医专门学校，三年后日寇入侵，学校散馆，先生先后避难于樟树、峡江、吉安等地，即悬壶应诊，以医为业，造次颠沛十余年，反倒于江湖中练出了不凡身手，医名渐起。新中国成立后，先生以医从政，入掌江西省卫生厅中医科，受聘为中央卫生部全国卫生科学研究委员会中医专门委员会委员、中南军政委员会中医委员会副主任委员。1955 年江西省中医进修学校（江西中医学院前身）成立，先生为教导处副主任，主管教学工作，兼授《伤寒论》《温病学》课程，倡立寒温统一之论。"文革"浩劫，先生以"反动学术权威"之身备受冲击，下放劳动，被迫改造。粉碎"四人帮"后，先生虽已年届花甲，却精神焕发地开启了一个个学术之春。撰写著作，发表论文，培养研究生，外出讲学，学术激情喷薄而发，科研成果不断涌现。1982 年，先生以 65 岁之龄出任江西省中医药研究所首任所长，筚路蓝缕，开创之功令人钦敬。此后，又以古稀之年，领衔主持国家"七五"攻关课题，并获得政府科技奖励。

先生以医名世，然不失儒家本色。温文尔雅，谦虚诚恳，且琴棋书画，诗词歌赋，享誉医林，时与裘沛然、刘炳凡诸先生吟咏唱和，传为佳话。先生以其标格风范，堪为一代宗师，高山仰止，令人追慕！

万友生先生寝馈岐黄七十年，兢兢业业，矻矻不息，老而靡倦，为中医药事业的振兴发展做出了突出贡献，是中国一百年来知名的中医临床家、理论家和教育专家。万友生先生毕生献身于中医学术的研究，以其理论上独有建树、临床上颇有特色、科研上多有创获、教育上富有新见而享誉海内外。

在中医理论的建设方面，万友生先生标举寒温统一的旗帜，提出"八纲统一寒温证治，建立热病学科体系"的倡导，是近六十年来中医理论研究的一个亮点，不仅在学术界引起强烈反响，而且有可能成为中医理论创新的典范。先生崇尚张仲景，年方弱冠即著有《伤寒六经分证表》（读书笔记），终以研究《伤寒论》名家，但他能以敏锐的眼光和广阔的视野，突破伤寒的"藩篱"，博采众方，融合百家，尤其在全面考察中医热病学历史及现实的基础上，从寒温学说的源流、内容、临床应用及发展等多方面，对寒温统一的学术观点进行了充分论证、深刻阐述。他所发表的有关寒温统一的一百多篇论文，以及精心撰写的《伤寒知要》《寒温统一论》《万氏热病学》，不仅是先生理论研究的结晶，也是中医学术的宝贵财富，中医热病学的建设必将从中获得借鉴依据和启迪提示。

在中医临床上，万友生先生少年悬壶，即蜚声海内，在七十年的摸爬滚打中，不仅积累了丰富的经验，而且形成了自己独有的特色和风格。先生主张经方与时方同用、补脾与补肾并重，一辈子"寝馈长沙堂室，言行悉遵仲景"。"为了进一步印证经方疗效，提高教学质量，才在临床上偏重药味少而用量大的经方。"为此，先生还经常向学生介绍自己所推崇的药味少而精的经方。但先生在灵活应用经方的同时，也不轻视、废弃时方，对李东垣、张景岳等医家的大方更是推崇有加，不仅重视大方，晚年的先生还有意愿深入摸索轻剂量时方治病的经验。在关于补脾与补肾的问题上，先生认为："脾为后天之本，肾为先天之本，本来都是人体的根本所在，应该是同等重要的。"因而临床上，或主补脾，或主补肾，相互照应，相映成趣。先生以自己长期临床实践的体会，认为脾胃病最为常见，因而调治脾胃的方法也就用得最多。先生还十分重视肾与命门的调理，在补脾的同时，充分考虑肾脏的关系，而不忘照顾"真火""真水"的问题。总体来说，万友生先生一生善用经方，善补脾胃，有其独到的经验和体会，值得我们进一步发掘、整理。

在科学研究上，万友生先生向来以思维敏捷、思考深刻、见解独到而著称于世，不仅年轻时思维活跃而广阔，对中医的许多理论问题有过较深入的钻研探索，即使晚年也没有停止在理论方面的思考。20世纪80年代，万友生先生年已古稀，但仍精神振奋地领衔主持国家"七五"攻关课题——"应用寒温统一理论治疗急症的临床研究"，并获得国家中医药管理局科技进步三等奖和江西省科技进步二等奖。他留下的数百篇科研论文和《万友生医论选》《万友生医案选》等十多部著作，不仅是先生长期科学研究的结晶，也是先生辛勤耕耘的见证。

万友生先生从医执教七十年，为我国的中医事业培养了大批的优秀人才。先生多年从事教学工作，并长期担任中医内科学、伤寒、温病教研室主任，在人才的教育培养上提出了许多富有新意的见解。先生的教育理念是"国学根柢，少年养成"，要学好中医，必须要有坚实的传统文化基础，对文、史、哲各学科，儒、道、释各流派，都应有充分的了解，并且要从小培养国学兴趣，形成读古籍的习惯。先生主张要熟谙经典，掌握中医的主轴，基本理论、核心学说一定要了如指掌，烂记于胸。先生认为学好中医的关键还在于多临床，没有在临床一线的几十年摸爬滚打，要想成为一个名中医、好中医是不大可能的。当然，学好中医要有广阔的视野、开拓的胸怀，不断学习现代科学技术知识、汲取多学科多方面的知识营养，也是十分必要的。先生的这些观点，对于现代中医的人才培养，仍然具有重要的指导价值。

近一百年来，中国经历了天翻地覆的变化。新中国成立后，中国才真正走上了独立发展的道路。如今，中华民族正在朝着伟大复兴的目标奋勇前进。百年中医亦随着国家的命运，在历经无数坎坷曲折后，迎来了前所未有的发展机遇。

万友生先生诞辰百年，几乎与国家的历史脉动同步，他以八十七年的人生旅行，不仅见证了中医绝处逢生、枯杨生稊的沧桑之变，更以其好学深思、躬身实践、励精图强的大家风范，为中医的传承、发展做出了卓越的贡献。今天，我们纪念万友生先生的百年诞辰，编纂出版《万友生医学丛书》，总结他的学术思想和临床经验，颂扬他的道德风格和人文情怀，根本的目的就是为了更好地学习万友生先生热爱中医、献身中医、敬业创新的科学探索精神和高尚的思想情操，探讨分析名老中医的成才规律，继承名老中医的优良传统，创新中医思想理论，发展中医诊疗技术，提高中医健康服务能力和服务水平，促进中医药事业的繁荣发展。

江西中医药大学教授 蒋力生

2016 年 8 月

编写说明

今年是万友生先生诞辰百年，为了弘扬名老中医的道德精神，传承名老中医的学术经验，我们编纂了这套《万友生医学丛书》，以缅怀、纪念万友生先生的卓越贡献。

《万友生医学丛书》收入万友生先生编撰的中医学著作 11种，其中 6 种已公开刊行，5 种是未刊本。按照内容，可以分为以下几类：

一是研究《伤寒论》的著作，共 4 种。20 世纪 30 年代撰就的未刊稿《太阳病提要》，是先生青年时期学习《伤寒论》的心得之作；60 年代编写的教材《伤寒论讲义》（《万讲伤寒论》）和《伤寒论方证医案选》，虽为函授学生所设，然已基本体现先生研究《伤寒论》的思路和体系；80 年代先生出版《伤寒知要》，表明先生伤寒之学已经由博返约，达到了新的境界。此次关于《伤寒论》四书结集出版，时间跨度近半个世纪，一方面反映出万友生先生持之以恒、锲而不舍的治学精神，一方面也展示了先生由浅入深、登堂探奥以及推陈出新的治学成果。尤其是发皇古义、揭橥新知，所在皆是，足可让人发聩，为人指迷。

二是研究热病之作，凡 2 种，即《万氏热病学》和《寒温统一论》。万友生先生虽以研究《伤寒论》享誉盛名，然对温病的研究，其功力绝不在伤寒研究之下。他溯流探源，全面系统地考察伤寒、温病的内在联系，勘破其中的奥秘真谛，从而倡导寒温统一的热病学体系。这两本著作不仅集中记录了万友生先生寒温统一论提出的学术研究历程，也为现代条件下中医理论创新提供了标格典范。

三是临床经验之作，共 3 种，即《诸病证治提要表》《万友生医案选》《万友生医论选》。前一种是未刊稿，反映了万友生先生青年时代的证治分类思想。后两种是万友生先生七十年临证经验的总结和理论认识，对现代中医有着重要的指导价值。

四是临床用药分类之作，凡 2 种，即《药选》和《药物分类提要》。这也是未刊著作，系万友生先生年轻时应诊的肘后用药手册，对于掌握临床常用中药有执简驭繁的作用。

以上 11 种著作，无论是已刊本，还是未刊稿，悉遵原书，保存原貌，只对个别明显的错误做了订正。有些著作因内容较少，不足以成册，则两书合并成册或附于另书之后。

本丛书在编写过程中，得到了广州中医药大学教授、国医大师邓铁涛先生的大力支持，得到了江西中医药大学蒋力生教授的无私帮助，并作序褒赞；刘建、吴枢、李玮、叶楠、赵钢、张慧芳、秦宗全、韩山华、王惠玲、方柔几、吴敏、蓝丽莉、愿莲生、孙秀侠、夏凤、刘晓玉、胡途、黄圣毅、冯楚君、高丽花、杨小凤等同志在书稿扫描、录入和校对等方面做了诸多工作；特别是深圳万众国医馆万友生学术流派传承基地的同仁给予了大力支持，在此一并谢忱！

《万友生医学丛书》编委会

2016 年 8 月

《伤寒论》方证医案选

太阴病

少阴病

厥阴病

附　太阳病提要

诸病证治提要表

《伤寒论》方证医案选

写在前面

《伤寒论》是张仲景勤求古训和博采众方而写成的。它是中医学史上第一部理论密切联系实际的巨著，也是中医辨证施治的典范。其中所博采的众方，临床疗效极高，后世一致尊之为经方，并与《金匮要略》媲美医林，它不仅功深国内，而且驰誉外邦，为保障人类健康做出了巨大的贡献。

但因《伤寒论》文辞古奥，加之经方药简量大，不易掌握，又使后世一般研习中医者，视为畏途而裹足不前。编者在中医院校任教《伤寒论》课十余年，为了印证其理论，曾不断地搜集经典医案，并结合自己的点滴经验，密切联系实际进行讲解，获得了较好的效果。这样紧密结合医案来讲解经文，不仅说理更实在，讲解更生动，学生领会也较深刻，记忆较牢，信心较强，从而提高教学质量，而且能够推广经方经验，便于临床掌握，从而提高医疗水平。现将所积累的主要资料，初步整理编写成册，以供教学和临床时作参考。

我们完全有理由相信，在大力提倡继承和发展中医学遗产的今天，《伤寒论》这部一直为古今中外医界所重视的著作，必将在中医科学技术现代化的前进道路上，放出异彩，为我们可爱的祖国增光、生色!

本书限于编者水平,不当之处,在所难免,希望贤达者多加指正。

万友生

1964 年 7 月 1 日

几点说明

1. 本书为了印证《伤寒论》理论，选集了一些比较典型的医案，结合经文进行具体分析，以期相得益彰。但为了推广经方经验，也选集了一些灵活应用的医案进行具体分析，说明其治虽殊，其理则一，以扩大应用范围。

2. 本书在医案分析中所引用的《伤寒论》条文号码，悉依宋本《伤寒论》，以便查对。

3. 本书所选各案，都未载明方药用量，希望读者根据《伤寒论》原方用量比例，因人因地因时，按照病情轻重缓急，灵活掌握，不必拘执。

4. 本书所选各案，都已载明出处。但为了精简篇幅，都只详述其证治，而不全抄其文字，希阅者谅之。

太阳病

麻黄汤证

（1）洪妇，头痛项强，身体疼痛，发热恶寒，无汗咳喘，舌润无苔，脉象浮紧。谢槐庭予麻黄汤二剂而愈。（《江西中医学院中医函授通讯》，以下简称《函讯》）

（2）张男，病起寒战，肌肤粟起，无汗而喘，发热头痛身痛，舌苔白润，脉象浮紧，陈清和予麻黄汤一剂而愈。（《函讯》）

（3）魏男，发热恶风，无汗而喘，头身骨节疼痛，脉浮紧。谭维之投以麻黄汤，一剂减，二剂愈。（《函讯》）

（4）彭妇，伤寒，恶风寒甚，重裘向火，不发热。某医作寒邪直中三阴论治，连进理中汤加附子二剂不应。汪源泉望其舌苔白润，切其脉象浮紧，认为病在太阳，未入三阴，投以麻黄汤，一剂知，二剂已。（《函讯》）

（5）一人伤寒，头痛，恶寒，发热不甚，脉浮紧。曹颖甫用麻黄汤加生姜、红枣治愈。（《经方实验录》）

（6）俞女，伤寒，头项强痛，恶寒，时欲呕，脉紧，曹颖甫投以麻黄汤不得汗。询知在服药前，自以为大便不通，而误

用泻盐下之,致使脉由紧转为微细,乃于原方中加附子治愈。(《经方实验录》)

《伤寒论》麻黄汤证,即太阳病表寒实证,它以第35条"太阳病,头痛发热,身疼腰痛,骨节疼痛,恶风,无汗而喘者,麻黄汤主之"为主,并应参合第1条"太阳之为病,脉浮,头项强痛而恶寒"和第3条"太阳病,或已发热,或未发热,必恶寒,体痛呕逆,脉阴阳俱紧者,名为伤寒"合看,即应具备发热、恶寒、无汗、脉浮紧(口不渴、舌苔白润)等症。本证是因风寒犯表,太阳经气不舒,而正气抗邪力量较强所致。麻黄汤具有开表发汗的作用,故能主治本证。但因所伤寒邪有浅深,所禀阳气有多少,故太阳表实证有"或已发热"和"或未发热"之分。如柯韵伯说:"然即发热之迟速,则其人素禀阳气之多寡,所伤寒邪之浅深,因可知矣"。

今就上列各案分析如下:

1、2、3案都属"已发热"的太阳伤寒表实证,故医者都用麻黄汤获得速效。

4案属"未发热"的太阳伤寒表实证。历来注家对《伤寒论》第7条"病有发热恶寒者发于阳也,无热恶寒者发于阴也"颇多争论。有的认为发于阳是指三阳,发于阴是指三阴;有的认为发于阳是指太阳,发于阴是指少阴;有的认为发于阳是指太阳之卫分,发于阴者是指太阳之荣分,亦即第3条所谓"太阳病或已发热,或未发热"之意。其实这应全面参合脉证来判定,不可拘执。例如,本案无热恶寒,脉浮而紧,即太阳病发于阴。若属寒邪直中三阴的无热恶寒,则其脉必沉而微弱,且多兼见四肢厥冷、吐利腹痛等症。故前医投理中汤加附子不应，而后医进麻黄汤即效。

5案伤寒，头痛，恶寒，脉浮紧而发热不甚，可见其人正气抗邪之力较弱，太阳伤寒表实证发热的迟速微甚，是正气抵抗邪气的力量强弱的标志。我在临床上凡遇此证，常在麻黄汤中重用桂枝和炙甘草（以助正气），每获良效。本案医者认为患者胃气弱，因在麻黄汤中加姜、枣以温阳胃气，并令热服温覆，其法亦善。

6案亦属"未发热"的太阳伤寒表实证。本应在麻黄汤中重用桂枝和炙甘草或加姜、枣等以助正气，但本案医者初期对此注意不够，加之病家误用泻盐攻下，更加虚其里气，故在服用麻黄汤后，不但不能作汗，而且脉转微细，显属太阳之里的少阴阳虚证。至此医者始悟，乃于原方加附子，以实少阴之里，而解太阳之表，其病始愈。但这尚属表病而里虚未甚者，故可采用表里同治法取效。若里虚已甚者，则此法必不适用，又当采用先里后表法，才能奏功。

（7）邱某，伤寒，发热，头痛，烦渴，脉数无力而尺尤弱。许叔微先予小建中汤加当归、黄芪，至六七日，尺脉始应，方用麻黄汤，二服而烦躁狂言，须臾稍定，微汗而愈。（《伤寒九十论》）

本案属表病而里虚较甚者，故医者采用先里后表法，《伤寒论》第50条说："脉浮紧者，法当身疼痛，宜以汗解之。假令尺中迟者，不可发汗，何以知其然也？以荣气不足，血少故也。"又第49条说："脉浮数者，法当汗出而愈，若下之，身重心悸者，不可发汗，当自汗出乃解。所以然者？尺中脉微，此里虚，须表里实，津液自和，便自汗出愈。"许叔微对太阳表证而尺脉迟弱的患者，不先用麻黄汤发汗解表，而先用小建中汤加归、芪温补实里，俟里实脉旺，然后用麻黄汤汗解，可谓深得上述经旨。至于服麻黄汤后，一度烦躁狂言，是属正气奋起与邪气搏斗的现象，故微汗而解。这里应结合第116条"欲自解者必当先烦，烦乃有汗而解"和第192条"奄然发狂，濈然汗出而解"等去领会。但本案麻黄汤证当有恶寒、舌苔白润等症伴随存在，如果没有恶寒、苔白而见烦渴，或舌苔白黄相兼等，那就不适宜用麻黄汤，而当考虑用大青龙汤了。

（8）王某，伤寒，发热头痛，不恶风，身无汗，烦闷，脉浮紧，八九日不解，许叔微三投麻黄汤，至暮烦愈甚，扬手踯足，脉大，微汗而解。（《伤寒九十论》）

本案太阳伤寒表实证延至八九日，伤寒郁阳已甚，幸尚未化热，虽烦闷而不口渴、苔黄（其苔必白润），故可用麻黄汤取效，否则又当用大青龙汤了。至于服汤后而烦愈甚，亦属正气奋起与邪气搏斗的欲解之机，也应结合第116条"欲自解者，必当先烦，烦乃有汗而解"等条文去领会，与上案略同。惟本案云"不恶风"可疑。因为风寒伤于太阳之表必有恶风、恶寒之症（尽管有微甚之分）的缘故。

（9）曹某，伤寒，发热，无汗，脉浮紧。曹颖甫投以麻黄汤，汗出而脉微嗜卧，热退身凉而愈。（《经方实验录》）

本案太阳伤寒表实证服麻黄汤后，汗出而热退身凉，脉微嗜卧，是属邪退正疲之候，应结合第23条"脉微缓者，为欲愈也"和第 37 条"脉浮细而嗜卧者，外已解也"等条文去领悟。

大青龙汤证

（10）郭某，伤寒，脉浮紧，恶寒，无汗，而烦躁甚。陈民谅用大青龙汤一剂治愈。（《函讯》）

《伤寒论》大青龙汤证以第 38 条"太阳中风，脉浮紧，发热恶寒，身疼痛，不汗出而烦躁者，大青龙汤主之"为主，即应具备发热、恶寒、无汗、身疼痛、脉浮紧、烦躁（口渴、苔白黄相兼）等症。本证病机是表寒里热。本案脉证完全符合上条经文，故能一剂奏效。

（11）李某，平素体质壮实，伤寒七八日，头身疼痛，恶寒甚，无汗心烦，大渴喜冷饮，脉浮紧。邓第光用大青龙汤去大枣加竹叶，一剂汗出而恶寒罢，疼痛减，惟烦渴未除，改用竹叶石膏汤加味竟功。（《函讯》）

（12）赵某，头痛项强，大热无汗，口渴引饮，小便短赤，大便旬日未通，异常烦躁，舌苔边白中黄，脉洪数。陈作仁用大青龙汤加白芍，二剂得汗热减，惟烦躁未除，改用竹叶石膏汤加减竟功。（《全国名医验案类编》）

《伤寒论》大青龙汤所主治的表寒里热证，是属表寒重而里热轻者。从临床表现来看，除第 38 条所列恶寒、发热、身痛、无汗、脉浮紧而烦躁外，一般还多见有舌苔边白中黄，而且白多黄少，多不口渴，即使有也很轻微。故《伤寒论》大青龙汤方内麻、桂用量较重，而石膏用量较轻。如果表寒轻而里热重者，除无汗、脉浮紧而烦躁外，必恶寒较轻而发热较重，口渴或渴甚，舌苔黄多白少。我遇此证而用大青龙汤时，除将麻、桂分量减轻，而加重石膏分量，甘草用生者外，还必去掉姜、枣，甚至加入知母、粳米，寓白虎汤于青龙汤之中，往往收到良好效果。因此上述二案，在辨证用药上，似乎还有美中不足之处。从辨证来看，前案虽恶寒甚而大渴喜冷饮，显然里热较重。后案大热、大渴、脉洪数、便闭、尿赤而不言恶寒，可见里热重。从用药来看，两案都先用大青龙汤加减，服药后表寒证虽解而里热证不除，结果都改用了竹叶石膏汤加减以竟全功。我认为上列两案在采用大青龙汤时，如果是麻、桂减量，石膏增量，甘草用生者，姜、枣除掉，甚至加入知母、粳米的话，或者疗效会更好些。切磋之言，仅供参考。

小青龙汤证

（13）易孩，发热无汗，喘息鼻扇，咳吐稀痰，口不渴，尿清长，舌苔白滑，指纹粗而浮红。有医进辛凉剂反剧。刘翔云用小青龙汤二剂而愈。（《函讯》）

（14）刘某，寒热时作，咳喘痰多，胸闷，口不渴，尿清长，眼睑浮肿，渐及全身，肢痹，舌苔白厚滑腻，脉浮紧。刘翔云用小青龙汤六剂痊愈。（《函讯》）

（15）陈某，久咳，多冬发而夏愈，近感风寒，恶寒发热，无汗体痛，咳喘，而上部微肿，口不渴，脉浮紧数。左汉民用小青龙汤去半夏加附子二剂而愈。（《函讯》）

（16）刘某孙，夜随祖父捕鱼，病咳嗽痰黏，前医投旋覆代赭汤，咳止而声嘶哑，喉间痰鸣，喘息鼻扇，烦躁，大小便不利，脉弦细而右伏。朱阜山用小青龙汤二剂治愈。（《国医杂志》）

（17）杨某妻，妊娠六七月，微发热而恶寒甚，头痛腰痛，咳喘不得卧，口不渴，舌苔白。冷毓川用小青龙汤加白术，一剂知，两剂已。（《函讯》）

（18）李妇，恶寒发热，头身痛，咳喘倚息不得卧，胸闷，心痛彻背，舌苔白腻，脉沉滑。袁桂生用小青龙汤合瓜蒌薤白半夏汤，一剂获效，二剂渐愈。（《全国名医验案类编》）

（19）徐某，酒客，恶风寒，有汗，喘满短气，倚息不得卧，胁连腰痛，舌苔白滑，脉沉弦细。吴鞠通用小青龙汤去麻黄、细辛，加杏仁、旋覆花获效。（《吴鞠通医案》）

《伤寒论》小青龙汤证，以第41条"咳而微喘，发热不渴，小青龙汤主之"为主。此外，在临床上，还多见有恶风寒、头身疼痛、咳喘痰多甚至喉间痰鸣、舌苔白滑等症。本证是因表寒里水（饮）而成，故本论第40条说"伤寒表不解，心下有水气"，第41条说"伤寒，心下有水气"。但有偏表、偏里之分，必须细辨。表寒偏重的，其脉必浮。此中又当分虚实，表寒实的，脉多浮紧弦而无汗，发热较甚；表寒虚的，脉多浮缓弱而汗出，发热较轻。里水（饮）偏重的，其脉多沉紧弦，或微热，或无热。小青龙汤既用麻黄、桂枝、芍药、甘草调和营卫以发散风寒，又用半夏、干姜、细辛、五味子温化里水，故能主治本证。但临床运用此方，应该随偏表、偏里、偏虚、偏实之差异，灵活掌握其用量，即：表寒偏重的，麻黄、桂枝宜多用；里水偏重的，姜、辛、半夏宜多用；表寒偏实的，麻黄宜多用；表寒偏虚的，桂、芍宜多用。

今就上列各案分析如下：

13 案，发热无汗而咳喘，唾稀痰而苔白滑，显属表寒里水（饮）偏表偏实者，应该在方中重用麻、桂，尤其是麻黄辛温开表发汗以散风寒才对。前医误进辛凉剂，故病加剧，而后医用小青龙汤即效。

14 案，寒热不渴，咳喘痰多，舌苔白厚滑腻，脉浮紧，其表寒里水（饮）而偏表偏实之象，较之 13 案更为显著，其浮肿亦属太阳水气泛滥所致，故医者采用小青龙汤获效。似可在方中重用麻黄。

15 案，久咳，多冬发而夏愈，表明此咳是因体内阳虚阴盛所致，因为自然界的阳气，盛于夏而衰于冬。当外界阳盛的夏暑时期，弥补了体内不足之阳，故病暂愈；当外界阴盛的冬寒时期，则助长其阴盛，两阴相合，故病发作。本案寒热、不渴、咳喘、无汗、脉浮紧，显属表寒里水（饮）而偏表偏实者，但因病属久咳，里阳较虚，故于小青龙汤中加附子，这是恰当的。但去半夏则失当。因半夏乃治寒水（饮）咳喘的要药，断无去之之理。

16 案，因夜间捕鱼受寒湿，引动了内伏的水气，以致发生痰咳，病属表寒里水（饮），当用小青龙汤发散表寒，温化里水（饮）。前医误用旋覆代赭汤，此汤但能主治痰结气逆的心下痞硬、噫气不除的里证，功偏下气化痰，是一个只里而不表的方剂，所以服药后咳止而声嗄，咳止是因上逆之气得降，声嗄是因表寒闭肺愈甚。加之汤中参、枣的温补，致使肺中寒水更受阻遏，气机更加滞涩，故现喘息鼻扇、喉间痰鸣、烦躁、二便不利、脉弦细右伏等症。后医仍投小青龙汤收效者，是因本证仍属表寒里水（饮）未解，虽然肺闭加甚，方证仍相符合。

17案，发热恶寒，头痛腰痛，咳喘痰多，口不渴，舌苔白，显属表寒里水（饮）的小青龙汤证。但因妊娠而加白术以安胎，同时白术亦有治里水的作用，故获良效。

18案，属里水重于表寒者，故脉现沉滑。而且兼现心痛彻背的胸痹主症，故用小青龙汤合瓜蒌薤白半夏汤而获效。

19案亦属里水重于表寒者，故现脉沉弦细。所以吴鞠通用小青龙汤去麻黄、细辛，加杏仁、旋覆花而获效。但杏仁、旋覆花固可加，麻黄、细辛则不必去，减量予之，其效当更著。因为麻黄、细辛乃寒水咳喘的要药，无论偏表偏里都不可少。这里还要注意的是"酒客"的问题。酒是性热质寒的，过饮之，每易造成湿热内蕴的结果。但随着体质阴阳的差异，而有湿或热偏盛的区别，阳脏之人过饮之，但觉其热，不觉其寒，往往形成湿热。阴脏之人过饮之，但觉其寒，不觉其热，往往形成寒湿。本条"酒客"当属阴脏蕴湿于肺者，这种人平素多有痰咳，偶感风寒，往往呈现表寒里水的小青龙汤证。因此，本案"酒客"二字是颇具深意而不可忽略的。

（20）郝孩，风温误治，喘逆大作，痰声如锯，目似不瞬，面赤身热，大便两日未行，小便微黄，舌苔白润，脉象浮滑。张锡纯用小青龙汤加生石膏、川贝母，一剂喘减大半，惟身犹

灼热，痰犹壅盛，便犹未通，更加重石膏，并加瓜蒌仁、代赭石，服药后热退痰少，便通而愈。（《全国名医验案类编》）

本案属水热壅肺者，它与上述七案水寒壅肺者同中有异，必须明辨。风温初起，治宜辛凉清透，禁用温发，不宜凉遏，更不宜滋凝。从本案风温误治所造成的水热壅肺而且水盛于热的重证来看，很可能是误用了凉遏或滋凝所致。水热壅肺证，热重于水者，宜越婢加半夏汤；水重于热者，宜小青龙加石膏汤。从本案面赤身热、便秘尿黄、脉浮滑来看，似是热重于水的越婢加半夏汤证，但从更重要的喘逆痰鸣如锯、舌苔白润而无烦渴来看，则当属之于水热壅肺而水重于热者。故张锡纯用小青龙加石膏汤主治，获得良效。至于其所加之川贝母、瓜蒌仁、代赭石等，不外加强其清降痰热的作用而已。

麻杏甘石汤证

（21）一人发热，头身腰痛，无汗而喘，曾服麻黄汤，热虽退而汗出仍喘。谭维之改用麻杏甘石汤，服后病即好转而渐愈。（《函讯》）

（22）何孩，喘息鼻扇，汗出微黏，便溏带臭，身有微热。姜佐景用麻杏甘石汤加桔梗、芦根、蝉衣治愈。（《经方实验录》）

（23）顾某，寒热无汗，咽喉肿痛，痧麻出而隐约，牙关拘紧，梦语如谵，舌苔薄黄而腻，脉郁数不扬。丁甘仁用麻杏甘石汤，连进两头煎，得畅汗，痧麻透布，热解神清，咽喉肿痛亦退，数日而安。（《全国名医验案类编》）

（24）周某，发热恶寒，无汗身痛，喉间初发白点，继成白块，咽燥无痰，咳则胸痛，舌边尖红，苔白滑，脉浮紧数，按之涩。何拯华用麻杏甘石汤加减（初加生莱菔汁和鲜枇杷叶，连服两头煎，得微汗，身痛恶寒除；继去麻黄，倍石膏，加西洋参、元参、金汁、鲜金银花露，并用芦根、茅根煎汤代水煮药，连进三剂，喉间白去八九；后加鲜生地汁、鲜梨汁、竹沥，再进二剂）治愈。（《全国名医验案类编》）

《伤寒论》麻杏甘石汤证以第63条和第162条"汗出而喘无大热者"为主，是因太阳表邪化热迫肺所致。本证由于肺气壅遏和太阳之表当有余寒未尽，其汗出必是不多不透的。由于病尚未入阳明，热邪内壅于肺，所以身无大热。它不仅与太阳表寒重里热轻的不汗出而烦躁的大青龙汤证有别，也与只有里热而无表寒的阳明经证大热大渴的白虎汤证不同。柯韵伯认为麻杏甘石汤证是大青龙汤证之变局，白虎汤证之先证，这种认识是比较深刻的。本证在临床上还多出现口渴、舌苔黄多白少、脉象浮数有力等症，并应与大青龙汤证的口不渴或微渴、舌苔白多黄少、脉象浮紧，和白虎汤证的口大渴而引饮、舌苔黄燥、脉象浮洪等相鉴别。正因本证里热重而表寒轻，故《伤寒论》麻杏甘石汤方中的石膏用量远远超过麻黄，而大青龙汤的麻黄用量则重于石膏。至于白虎汤只用石膏等寒药，而不用麻、桂等温药，历代注家在麻杏甘石汤证汗出、无大热的问题上有所争论，有的认为本论原文不错，有的认为原文错了，应改为无汗大热，他们以为如果有汗就不得用麻黄，如无大热就不得用石膏。其实所谓有汗不得用麻黄和无大热不得用石膏，应该是指麻黄汤和白虎汤而言，并非指麻黄和石膏两味药而言（单味药虽有其独立作用，但又当视其配伍药如何而定），因而这个问题并无争论的必要，临床上只要呈现了发热而喘、口渴、舌苔黄多白少、脉象浮数有力等症，无论有汗无汗与大热微热，都可使用麻杏甘石汤，只是无汗者麻黄应多用些，大热者石膏应多用些而已，甚至加入知母、粳米，寓白虎汤于麻杏甘石汤中。

今就上列各案分析如下：

21 案和 22 案都具有发热、汗出而喘的麻杏甘石汤证，所以用麻杏甘石汤获效。22 案所加用的桔梗、芦根、蝉衣等，仍不出原方宣清范围。21 案初用麻黄汤时，可能忽略了表寒之中的里热。正由于表寒较轻而里热较甚，其表现必发热显著而恶寒轻微，故但明言发热，而未明言恶风寒。因为轻寒抑遏重热之证，往往微恶风寒，而易被忽略的缘故。同时本证初起还可能出现口微渴、苔白而黄之象，如果不细心审察，也有可能被忽略掉。因此也就不难看出 21 案服麻黄汤后汗出仍喘的原因所在了。当然也有新寒引动伏热，初期寒象较著而热象未显，经用辛温解表后其热象始显的，又不能执一而论。

23 案的麻疹和 24 案的白喉，虽然都未提到咳喘，但他们在临床实际中大都是具有咳喘的，不过有微有甚而已。两案都有寒热、无汗表现，说明表寒闭郁较甚，所以都用麻杏甘石汤，连进两头煎（头煎药力最雄）以宣清之，服后都得汗而病减。尤其是 23 案服麻杏甘石汤后，麻疹即透布而热解神清，咽喉肿痛亦退，堪称卓效。我曾诊治周孩，麻疹出而复隐，喘息鼻扇，喉间痰声如锯，势甚危殆，经用麻杏甘石汤加升麻、葛根，二剂而麻透喘平，调理而愈。至于24案的白喉经用麻杏甘石汤加减治愈，也很值得注意。我曾诊治万孩，病发热，无汗，咳喘，痰声如锯，喉间有白点白块，面目四肢浮肿，小便短少，舌苔白黄相兼。经用麻杏甘石汤，一剂而痰喘平，再剂而身热与喉间白点白块均退，惟浮肿未消，后用清肺利水药竟功。近人陆洁清著《大众万病顾问》，分白喉为阴虚白喉和风热白喉两种，阴虚白喉用养阴清肺汤主治，风热白喉用麻杏甘石汤主治，并指出两者不可混治，此说有一定参考价值。当然，在这里必须说明，中医所谓白喉，也与其他病名一样，是不能与西医所谓白喉病名机械地对照的。中医所谓白喉固然可能包括西医所谓白喉在内，但西医所谓白喉就不一定包括中医所谓一切白喉在内。总之，我认为中医是辨证的，出现了麻杏甘石汤证，就可以使用麻杏甘石汤方，出现了养阴清肺汤证，就可以使用养阴清肺汤方，绝不可在病名上抱有成见。

桂枝汤证

（25）吴某，伤寒，身热，自汗恶风，鼻出涕，脉寸浮尺弱。许叔微用桂枝汤一剂而微汗解。（《伤寒九十论》）

（26）一人发热恶寒，自汗，脉浮而微弱。许叔微三投桂枝汤而愈。（《伤寒九十论》）

（27）一妇伤寒，发热，恶风自汗，脉浮弱。许叔微用桂枝汤，先由病家自配三服不效（方中桂枝误为肉桂），后乃亲为配方，进一服而愈。（《伤寒九十论》）

（28）马某，发热，恶风自汗，头痛鼻鸣，恶心。许叔微用桂枝汤（其中芍药用赤者）二剂而微汗解。（《伤寒九十论》）

（29）汤男，太阳中风，发热，有汗恶风，头痛鼻塞，脉浮而缓。曹颖甫用桂枝汤治愈。并谓高长顺家子女三人同患此证，曾以一方愈之。大约夏令汗液大泄，毛孔大开，开窗而卧，外风中其毛孔，即病中风，于是有发热自汗之证，故桂枝汤独于夏令为宜。（《经方实验录》）

《伤寒论》桂枝汤证即太阳病表寒虚证，它以第12条"太阳中风，阳浮而阴弱，阳浮者热自发，阴弱者汗自出，啬啬恶寒，淅淅恶风，翕翕发热，鼻鸣干呕者，桂枝汤主之"为主，并应参合第1条"太阳之为病，脉浮，头项强痛而恶寒"，第2条"太阳病发热汗出，恶风脉缓者，名为中风"，第13条"太阳病，头痛发热，汗出恶风者，桂枝汤主之"，第42条"太阳病，外证未解，脉浮弱者，当以汗解，宜桂枝汤"，和阳明病篇第240条"脉浮虚者宜发汗……发汗宜桂枝汤"。即应具备发热、恶风、汗出、脉浮缓、虚弱（口不渴、舌苔白润）等症。本证是因风寒犯表，太阳经气不舒，正气抗邪力量较弱所致。这可从其主要脉证上看出来。恶风寒，表明了太阳之表有风寒，而发热、自汗、脉浮缓虚弱，表明了正气抗邪无力。所以太阳表虚的辨证，应以自汗、脉浮缓虚弱为着眼点。桂枝汤发中有收，攻中有补，故能主治本证。这里值得提出的是：①本证病因应该内外结合起来看，而且内因正虚（当然是指营卫表虚而言）是主要的。至于外因邪实，也应风寒并重，而不应偏重于风。因为本论桂枝汤证经文，不仅有明言中风的（如第2条和

第 12 条等），也有明言伤寒的（如第 56 条和第 57 条等），而且大都明言了脉浮缓虚弱。因此，曹氏光从夏令汗出受风着眼来看本证，所言尚欠全面。②本证辨证要点不仅在于身自汗出，更在于脉浮缓虚弱。这与麻黄汤证的无汗、脉浮紧是相对的。临床上鉴别太阳表证的虚实，更重要的在于脉的紧缓强弱，即实者脉紧强实，虚者浮缓虚弱。因此，上述麻黄汤证九案，就有八案明言了脉浮紧，其中一案因表实里虚而尺脉迟弱，即采用了先补后攻的方法。上述桂枝汤证五案，许叔微的四案，有三案明言了脉浮微弱，其中只有一案省略了脉象。曹颖甫一案，明言了脉浮缓，而未提虚弱，但事实上是包含有虚弱在内的。因为夏令汗液大泄之时，感受风寒发病，如属表实，必然无汗（平素腠理致密）而脉浮紧（正气抗邪有力），如属表虚，必然自汗出（平素腠理疏松）而脉浮缓虚弱（正气抗邪乏力）。这里值得讨论的是脉缓的问题，《伤寒论》表虚证的脉缓，只能从脉形松缓、按之软弱去理解，它与表实证的脉紧即脉形紧张、按之劲强者是相对的。如果依据后世脉书所谓缓脉乃一息四至去理解，那就有问题了。因为在临床上太阳表证发热的脉都是数的（尽管数有微甚），只会多于而不会少于一呼一吸脉来四至、呼吸定息脉来五至的平脉。正因如此，所以《伤寒论》桂枝汤证经文既明言了脉缓（如第 2 条），又明言了脉数（如第 57 条）。由此可以看出，桂枝汤证的脉象是浮数松缓无力的，它与麻黄汤证浮数紧张有力的脉象相对，而成为鉴别太阳表证虚实的主要着眼点。因此，我在临床上运用桂枝汤治太阳表证，主要就是以脉浮数松缓无力为依据。例如，弟妇程凤兰产后感冒风寒，发热，恶风寒，无汗，头痛，呕吐不思食，嗳腐，脉浮数松缓无力，我即投以桂枝汤，二服而愈。从本案嗳腐不思食来看，可见不仅表有风寒，而且里有食滞，似应在桂枝汤中加入消食药物为佳。其所以不加者，是因桂枝汤不仅能助卫养荣以解表，而且能扶脾健胃以和里。故服后表解里和，而诸症悉去。③桂枝汤是一个发中有收、攻中有补的方剂，其中药味组织是很严密的。首先从桂枝汤来看，就是一剂攻中有补的良药。因为桂枝性味辛甘温，辛温能发散风寒，而甘则能补养正气（它与麻黄性味辛苦温，功专开表发汗、祛散风寒者是不同的）。其次从芍药来看，芍药古时不分赤白，后世进一步分之，芍药之用更细，其功益显。桂枝汤中的芍药，究宜用白，抑宜用赤，虽有争论，但一般认为以用白芍药为是。因为桂枝汤主治太阳表虚证，而芍药则白补赤泻。白芍性味酸寒，功能和营养阴，它与桂枝的和卫养阳相配，具有调和营卫、补养阴阳的作用，而成为桂枝汤中的主药。至于甘草和大枣之甘，既能协同桂枝之辛以化阳而助卫，又能协同芍药之酸以化阴而养营，从而加强其补养正气之力。但太阳表虚证实属表有风寒而营卫两虚偏于卫虚之证，故其主方桂枝汤以桂枝为君，并佐生姜以加强其辛温助卫气、散风寒的作用。因此，上述27案桂枝误易肉桂，固属表里不分之误，即28案芍药用赤者，也不如用白芍为更合理。有人认为后世的伤风（即《伤寒论》所说的"中风"）用桂枝汤不但无效，而且有害。显然这种看法是由于辨证不准、用之不当而形成的。临床运用桂枝汤于伤风病证，必须具有表寒虚（荣卫两虚而偏于卫虚）的性质。本证多见于素体虚弱而容易感冒的人，当其伤风出现表寒虚证时，在投以桂枝汤解后，再用玉屏风散（生黄芪、防风、白术）善后，常能巩固疗效。如其伤风病证的性质不属表寒虚，而属表寒（风寒）实或表热（风热）实的，则不可用桂枝汤。此中辨证关键在于脉。即凡属表寒（风寒）实证，其脉必有力，绝无虚弱之象。伤风出现表热（风热）实证，发热，微恶风寒，汗出口渴，舌苔薄黄，脉浮数松缓有力而非虚弱，每易被疏忽。因为表热（风热）实证与表寒虚证同样具有发热、恶风寒、汗出、脉浮数而松缓之症，只是表热（风热）实证，多兼口渴，舌苔薄黄，脉虽浮数松缓而有力；表寒虚证，多兼舌苔薄白，必不口渴，其脉浮数松缓必虚弱。如果辨证不够精细，误认为表热实证为表寒虚证而投以辛温法的桂枝汤，或者误认为表寒虚证为表热实证而投以辛凉法的桑菊饮、银翘散，那就不但无益而反有害了。

（30）一人伤寒六日，谵语狂笑，头痛有汗，大便不通，小便自利，脉洪大，众议承气下之，李士材独主桂枝汤，服后狂笑即止，大便自通而愈。（《续名医类案》）

本案为太阳阳明表里疑似证，李士材力排众议，独主桂枝汤获效，是真善读仲景书者。《伤寒论》太阳病篇第56条说："伤寒不大便六七日，头痛有热者，与承气汤，其小便清者，知不在里，仍在表也，当须发汗，如头痛者必衄，宜桂枝汤。"阳明病篇第240条说："病人烦热，汗出则解，又如疟状，日晡所发热者，属阳明也，脉实者，宜下之，脉浮虚者，宜发汗，下之与大承气汤，发汗宜桂枝汤。"这两条都是辨别太阳阳明表里疑似证的经文，前条着眼于小便的清浊，后条着眼于脉象的浮沉虚实。本案伤寒六日，虽然症见大便不通（必腹无所苦），头痛有汗（必仍恶风寒），谵语狂笑，脉象洪大（从这里可以看出太阳病第25条所谓"脉洪大者，与桂枝汤"的原文未错），酷似阳明病，但从小便自利（尿必清长）来看，恰合前条经旨，故用桂枝汤得效。本案舌苔可能是白润的，而绝不是黄燥的，因为这是识别伤寒化热与否的重要标志。

（31）谢某，三伏重绵叠衾，尚觉凛然形寒，不吐而下利，日十数行，腹痛而后重，小便短赤，脉不沉而浮。姜佐景用桂枝汤加神曲、麦芽、谷芽、赤苓，服后表解利稀，调理而瘥。（《经方实验录》）

（32）沈某，夏月饮冷受风，头胀，恶风汗出，大便溏泻，复发心悸宿恙，脉有结代意。姜佐景投以桂枝汤而新病愈，再进炙甘草汤而宿恙瘥。（《经方实验录》）

（33）孙某，夏月饮冷，病下利，恶风，冷汗出，头胀胸闷，骨酸腿软，不欲食而呕。姜佐景用桂枝汤（午夜买药缺红枣），服后一时许，热汗遍体，安然睡去，天明醒来，其病若失。（《经方实验录》）

（34）王女，脉缓，时时微恶寒，背部为甚，纳谷减，经事后期而少。姜佐景用桂枝汤治愈。（《经方实验录》）

这四案桂枝汤证，曹颖甫认为，均属太阴病。因为太阴病以吐利、腹满时痛、食不下等为主症（如第273条）。纯里证者，脉多沉弱，当温之，宜四逆辈（如第273条和第277条）；兼表证者（即太阳病系在太阴者），脉多浮缓，可发汗，宜桂枝汤（如第276条），这四案基本上符合于后者。

桂枝加厚朴杏子汤证

（35）一人被虏，置于舟舡板下，不胜蜷伏，后幸得脱，因饱食后解衣扪虱以自快，遂病伤寒，汗下杂治数日，渐觉昏困，上喘息高。许叔微投以桂枝加厚朴杏仁汤，一剂喘定，再剂而愈。（《伤寒九十论》）

《伤寒论》桂枝加厚朴杏子汤证共有两条，即第18条"喘家作，桂枝汤加厚朴杏子佳。"第43条"太阳病，下之微喘者，表未解故也，桂枝加厚朴杏子汤主之。"这两条喘证，都属表虚（前条喘家素虚而新感风寒，后条新感风寒而误下致虚），故宜用桂枝汤攻中带补以解表，并加厚朴、杏仁宣利肺气以定喘。它们与太阳表实第35条"无汗而喘"的麻黄汤证是不同的。本案患者因被虏蜷伏船板之下，体气已虚，所病伤寒，虽未具体说明脉症，但不难想见是属发热、恶风寒、汗出、脉浮缓弱的表虚证，医者始从表治而误汗（当是误用麻黄汤等发汗），继从里治而误下（可能因其饱食后得病，偏执里有宿食而误用承气汤等攻下），以致表虚益甚，外邪内陷，迫及肺气，而"上喘息高"。许叔微投以桂枝加厚朴杏子汤，可谓深得《伤寒论》之经旨，恰合本证病机，故能一剂知而二剂已。

桂枝加附子汤证

（36）李某，病太阳，发汗后，汗不止，恶风，小便涩，

足弯曲而不伸，脉浮大。许叔微三投桂枝加附子汤而汗止，再投芍药甘草汤而足伸，数日愈。（《伤寒九十论》）

（37）陈某，伤寒，恶寒发热，发汗后，汗出不止，手足微急，难以屈伸，身痛，脉弱。周仁元用桂枝加附子汤二剂而病渐愈。（《函讯》）

《伤寒论》第21条："太阳病，发汗遂漏不止，其人恶风，小便难，四肢微急，难以屈伸者，桂枝加附子汤主之。"本证是因太阳病汗不如法，耗伤了卫阳和营阴，不但表邪未净，而且气液两伤所致。由于卫阳虚甚不足以固表，故汗漏不止。由于气液两虚不足以煦濡筋脉，故四肢微急，难以屈伸，而小便难。由于表邪未净，故恶风。但本证阳虚甚于阴虚，因为汗漏不止，阳虚有欲脱之势。桂枝加附子汤是在助卫养营以解肌的桂枝汤基础上，加用扶阳固脱的附子，故能主治本证。从上列两条来看，是很符合上述条文经旨的，故收效甚速，但应加分析的是：① 36案脉浮大和37案脉弱。由于《伤寒论》中的桂枝加附子汤证未述何脉，因而这两案所述的脉象是有临床参考价值的。36案的脉浮大，必呈虚象。因为病属表虚已甚，虽然外邪未净，但正气抗邪必无力，故其脉浮大，必非有力之浮大，而是无力之浮大。37案的脉弱，必兼浮象。因为本证外邪未净，病犹在表。因此，两案脉象应互为参照。太阳病表虚桂枝汤证的脉象，本来是浮而虚弱的。由于它和汗漏不止同时出现，显示着阳虚有欲脱之势，故须在桂枝汤中加入扶阳固脱的附子，才能胜此重任。② 36案因脚挛急而用芍药甘草汤以善其后。这应与《伤寒论》第29条、30条芍药甘草汤证脚挛急合看，从而可知桂枝加附子汤在本证中是扶阳固脱有余而养阴柔筋不足。如果在服本方表固汗止之后，脚仍挛急不已者，必须再进芍药甘草汤以养阴柔筋，才能收其全效。

桂枝加桂汤证

（38）张某，时有气从少腹上冲心而痛，已而复作，夜间尤甚，舌苔白滑，脉象沉迟。用桂枝加桂汤，一剂知，二剂已。（《邃园医案》）

（39）周女，气从上腹上冲心，一日四五度发，发则白津出。姜佐景用桂枝加桂汤，一服后，即减为日二三度发，白津之出亦稀，下得矢气。二服加厚朴、半夏，气冲津出悉除。最后用朴姜夏草参汤竟功。（《经方实验录》）

（40）刘女，始病中脘痛而吐水，近则每日晨泄，有时气从少腹上冲，似有瘕块，气还则绝然不觉，口泛酸味。曹颖甫先用吴茱萸汤合理中汤，二服而晨泄止，冲气稍减，酸味渐除。惟黄昏吐清水一二口，仍有气从少腹夹瘕块上冲，改用桂枝加桂汤加半夏而愈。（《经方实验录》）

《伤寒论》第117条："烧针令其汗，针处被寒，核起而赤者，必发奔豚，气从少腹上冲心者，灸其核上各一壮，与桂枝加桂汤更加桂枝二两也。"本证是因太阳病误用火攻取汗，以致阳气受伤，火不制水，而水气上冲所致。由于太阳膀胱为水腑，少阴肾为水脏，所以水气由下上冲，发为奔豚，必关肾与膀胱。但其病机重心，则有偏于太阳膀胱和少阴肾的不同。

偏于太阳膀胱的，又有水寒和水热之分。水寒的，即《伤寒论》中的桂枝加桂汤证；水热的，似即《金匮要略》中的奔豚汤（甘李根白皮、生葛、黄芩、芍药、甘草、半夏、生姜、川芎、当归）证。因太阳水热夹少阳木火上冲所致，故其症既见奔豚，又见往来寒热。而本方既用甘李根白皮以清利太阳水热为主，又用黄芩加半夏生姜汤以和解少阳寒热为辅。偏于少阴肾的，是因阳虚寒水上逆所致，宜用四逆、理中、吴茱萸法治。此证在《伤寒论》中尚欠详细论治，应参考后世经验。如舒驰远说："偶与闵公景谈医曰：昨见一壮盛少年，患少腹痛，以渐上攻而至心下，医者以桂枝加桂汤四剂，魄汗厥逆而死。此误矣。证乃中寒，宜主四逆、吴茱萸汤驱阴降逆。疏庸之辈，谬据奔豚法，而放胆用桂枝以杀之耳。"又如，曹颖甫治刘氏女奔豚证，先用吴茱萸汤合理中汤等。可见奔豚病机偏于少阴肾而属阳虚寒水上逆的，必须采用四逆、理中、吴茱萸等法，才能奏效。如果误用桂枝加桂汤以治太阳为主，必犯虚虚之戒，而危及人之生命，不可不慎。其病机重心在少阴而不专主四逆汤，必须采用理中、吴茱萸法，尤其推重吴茱萸汤的理由，是因吴茱萸汤不仅能温肝，而且能温肾，尤善于降逆，极其适合于少阴阳虚寒水上逆的奔豚证。至于理中汤功能温补中土以制水，对水气由下上逆的奔豚证，亦属不可缺少的良法。但在这里值得注意的是奔豚病机中的肝气升逆的问题。肝属木主升，肾属水主降，肾中正水得肝木之气上升以济心火，则人保安和。肾中邪水随肝木之气上升以凌心火，则病发奔豚。由此也就不难理解吴茱萸汤极其适合于少阴阳虚水气上逆的奔豚证的意义了。即太阳水气上逆的奔豚证，也是与肝气上逆有关的，所以桂枝加桂汤在温化水气中也有平冲降逆的作用。

今就上列三案分析如下：

38案奔豚证的病机是偏于太阳的，故用桂枝加桂汤获得速效。本证奔豚夜发尤甚，是因昼属阳，夜属阴，寒水上逆的奔豚证，体内已属阴盛，当夜间体外阴盛的时候，内外相应，故发作尤甚。其脉象沉迟，必不微细。因为如果脉见沉迟而微细，则其病机偏于少阴肾，就不宜用桂枝加桂汤了。惟本案所用桂枝加桂汤，究竟是加桂枝，还是加肉桂，未详。从桂枝走表和肉桂走里来看，似应以用肉桂为佳。因为太阳奔豚证的病机偏于里。且太阳与少阴相表里，太阳膀胱里水由下冲上，病机重心不在少阴，但不能说与少阴阳虚毫无关系，而只能说是少阴阳虚不甚而已，因此，应加用肉桂为是，因为肉桂走里能补肾阳的缘故。当然，桂枝虽偏于走表，但也有补中的作用，在本证中，也不能说绝对不可加用。

39案奔豚证的病机亦偏于太阳，故亦用桂枝加桂汤获得速效。但与上案用药稍异的是兼用了朴姜夏草参汤。本方在《伤寒论》中，原为治太阳病发汗后病陷太阴的腹胀满证而设，它具有化湿浊、降逆气和温中补虚的作用，它与理中汤比较，彼治虚多邪多，此治邪多虚少。因此本案太阳奔豚证主以桂枝加桂汤的同时，兼用朴姜夏草参汤，是颇有见地的。因为奔豚证的病机，虽然主要在于太阳和少阴，但水气之所以上逆，也与脾虚土不制水有关。奔豚病偏少阴的，既宜合理中汤，其病偏太阳的，自可合朴姜夏草参汤。本案发则"白津出"，姜佑景谓"白津出"即口中出清水，所见甚是。因为这是寒水上冲的明证，在临床上是常常可以碰到的。但《金匮要略》大乌头煎所主的寒疝证的"白津出"，一般注家都解作"汗出"，亦是临证所常见。因为在临床上疝痛甚时多见汗出。但寒疝痛甚汗出时，也有口中出清水的，似亦不可拘执。

39案奔豚证的病机偏于少阴，这可从每日晨泄看出来。因为晨泄即五更泄，一般常用四神丸取效，其病机主要是肾中阳虚。所以经用吴茱萸汤合理中汤二剂后，晨泄即止，而奔豚亦减。又本证中的口泛酸味，经用吴茱萸汤后酸味渐除，此即肝气上逆在少阴奔豚证中的具体反映。但从本证最后改用桂枝加桂汤加半夏而竟功可知，本案治疗是属先治其本、后治其标之法。因为少阴水脏为本，太阳水腑为标，奔豚水气冲逆证，实属太阳少阴标本同病，只是有偏于标或偏于本的不同而已。本案病机原偏于本，经用吴茱萸汤合理中汤二剂先治其本，病减而本固之后，再用桂枝加桂汤加半夏（也能降水气之上逆）后治其标，以净其邪，乃告痊愈。当然，如果在用吴茱萸汤合理中汤后，因本得治而标亦自治的，自然就不必再用桂枝加桂汤了。至于上述舒驰远所举奔豚服桂枝加桂汤后魄汗厥逆而死的例子，显属少阴阳虚已甚而水气冲逆所致，本应从少阴论治，急用四逆、吴茱萸汤大温回阳而平冲降逆，医反先用桂枝加桂汤从太阳论治，标本倒置，这就毋怪乎要魄汗厥逆而死了。

桂枝甘草汤证

（41）沈某妻，病经一月，两脉浮虚，自汗恶风。马元仪予黄芪建中汤一剂而汗止。越日，病者叉手自冒心，脉虚濡特甚，再投桂枝甘草汤一剂而已。（《续名医类案》）

《伤寒论》第64条："发汗过多，其人叉手自冒心，心下悸，欲得按者，桂枝甘草汤主之。"是因太阳病发汗过多，耗伤了心气所致，故宜用桂枝甘草汤温养心气。但本证心气虽虚未甚，故可用本方取效。若心气虚甚者，则应加入大剂参、芪为妥。如属心之气液两虚者，则宜采用炙甘草汤。本案自汗、恶风而脉浮虚，明明是桂枝汤证。但病经一月，很可能曾经发过汗，致使虚者愈虚。故马元仪即投黄芪建中汤以补其虚，一剂而汗止。越日，因病者叉手自冒心，再投桂枝甘草汤而心悸已。从本案病者叉手自冒心而脉虚濡特甚来看，可见心气虚甚，似应在桂枝甘草汤中加入大剂参、芪为妥。但幸前此用过黄芪建中汤，故后用桂枝甘草汤有效。

芍药甘草汤证

（42）一妇人，两足酸痛拘急，三年不愈。曹颖甫用芍药甘草汤二剂治愈。（《经方实验录》）

（43）一老妈，右足拘急不能行，行则勉强以足跟着地，夜则呼痛达旦。姜佐景用芍药甘草汤一剂，右脚即能全部着地

而行。（《经方实验录》）

《伤寒论》芍药甘草汤所主治的脚挛急（多兼疼痛），见于第29条和第30条中，是因阴虚筋脉失养所致，本方具有养阴柔筋、和营止痛的作用，故有捷效。如上列两案，就都是典型的例证。一般病在血分的，多日轻而夜重，故43案的脚挛急症，入夜则呼痛达旦，凡妇人阴血不足，筋脉失养的，多见夜间脚转筋，芍药甘草汤甚效，我一般喜用木瓜，亦佳。又上列两案医者所用的芍药甘草汤，都是赤芍和白芍并用，奏效甚速，值得注意。

桂枝麻黄各半汤证

（44）顾女，寒热往来，一日十数度发。曹颖甫用桂枝麻黄各半汤治愈。（《经方实验录》）

（45）施女，寒热为疟，一日七八度发，已经两候，汗出齐颈而还，经事淋沥。姜佐景用桂枝麻黄各半汤治愈。（《经方实验录》）

（46）彭某，黄疸病后，头眩，项强身痛，恶寒发热，一日二三度发，但恶寒不甚，无汗，脉浮紧，舌苔白润，十余日不已。邝才奇用桂枝麻黄各半汤一剂治愈。（《函讯》）

桂枝二麻黄一汤证

（47）王女，寒热往来，一日两度发。曹颖甫用桂枝二麻

黄一汤一剂汗出而愈。(《经方实验录》)

桂枝二越婢一汤证

(48)韩某，寒热往来，一日二三度，头眩项强，身疼腰痛，口苦微干，苔白微燥，脉浮。邝才奇用桂枝二越婢一汤一剂治愈。(《函讯》)

《伤寒论》麻桂合方（即桂麻各半汤、桂二麻一汤、桂二越一汤）三证，分见于第23条、25条、27条，都以寒热如疟状为主症（第27条桂二越一汤证虽未明言如疟状，但根据多数注家意见，认为该条所谓"热多寒少"，即是寒热如疟状的热多寒少），是因太阳病涉少阳而病机重心仍在太阳。三证的区别是：桂麻各半汤证是未经发汗的太阳病涉少阳的表寒证，桂二麻一汤证是已经发汗后的太阳病涉少阳的表寒证。这两证表寒虽同，但桂麻各半汤证未经发汗，风寒外束较甚，兼见无汗、面赤、身痒等症，故方中麻桂二汤分量各半；桂二麻一汤证已经发汗，风寒外束不甚，故方中桂枝汤分量多于麻黄汤。桂二越一汤证是未经发汗的太阳病涉及少阳的表寒里热证，多兼有烦渴等症，故方中既用麻桂散表寒，又用石膏清里热。本方基本上与大青龙汤相近，但大青龙汤是在麻黄汤的基础上加石膏、姜、枣，桂二越一汤是在桂枝汤的基础上加麻黄、石膏，略异。这里还须指出，太阳病涉少阳之证，如果病偏太阳的，应以治太阳为主，如以上三法等。如果病偏少阳的，应以治少阳为主，如柴胡桂枝汤法等。又有人认为，凡疟疾热多寒少，肢体惰痛者，五七发后，择桂枝二麻黄一汤，或桂枝麻黄各半汤，先其时温覆，大发其汗，则一汗而愈。若渴者，宜桂二越一汤。三方皆截疟良剂，亦可供参考。

今就上列各案分析如下：

（1）桂麻各半汤证三案，44、45两案除提出了寒热如疟状的主症外，对兼症的叙述欠详，只能证实桂麻各半汤的疗效，而未能具体明确桂麻各半汤的使用标准，也不能与桂二麻一证相鉴别。其使用标准比较明确的当推46案，因为本案在寒热如疟状的主症外，提到了风寒外束较甚的头眩、项强身痛、无汗、舌苔白润、脉浮紧等兼症。

（2）桂二麻一汤证一案，虽然证实了桂二麻一汤治寒热如疟状的疗效，但叙述欠详，无法与桂麻各半汤相鉴别，临床运用时，还当以上述是否已发汗、表闭微甚为标准。

（3）桂二越一汤证一案，不仅证实了桂二越一汤治寒热如疟状的疗效，而且在寒热如疟状的主症外，详述了表寒的头眩、项强、身痛、腰痛、苔白、脉浮，及里热的口苦微干、苔微燥等兼症，其临床运用标准是比较明确的。

葛根汤证与桂枝加葛根汤证

（49）杨某，伤寒无汗，恶风，项强。许叔微用葛根汤三剂而汗解。（《伤寒九十论》）

（50）封某，缝衣匠，恶寒无汗，循背脊之筋骨疼痛，不能转侧，脉浮紧。曹颖甫投以葛根汤，服后顷刻，自觉背内微热，

再服而背汗出,次及周身,安睡一宿,其病若失。(《经方实验录》)

(51)徐某,伤寒,背强,汗出恶风,医用葛根汤二剂,而汗愈加。许叔微改用桂枝加葛根汤治愈。(《伤寒九十论》)

(52)某屠宰场公司伙友三人,因夜班同起宰猪,感受风寒而同病,均见头痛,项背强痛,恶寒,脉浮数。但二人无汗,一人有汗。曹颖甫分别授以葛根汤、桂枝加葛根汤,均应手而愈。(《经方实验录》)

《伤寒论》葛根汤证和桂枝加葛根汤证分见于第31条和第14条,都以项背强几几为主症,但葛根汤证表实无汗,而桂枝加葛根汤证表虚汗出。本证是因风寒邪气侵犯太阳,寒邪收引拘急,项背经脉失其柔和之常态,致现项背强几几之症。葛根汤具有升散柔润的作用,为头项及背强痛之要药,无论表实表虚皆可重用,只是表实配合麻黄汤,表虚配合桂枝汤而已。

从上列各案来看,不仅可以看出两方主治太阳病项背强几几症确实而卓著的疗效,而且可以看出:①汗的有无是确定使用两方的要点,若能明辨施用,必可药到病除。如果混淆误用,则不但无效,反可使病加剧。这可从49案、51案以及52案中很清楚地看出来。②葛根汤的药效反应是迅速的。如50案初服葛根汤后,顷刻之间,即觉背内微热,再服而背汗出,次及周身,安睡一宿,其病若失。可见葛根协同麻、桂能行项背太阳经脉,以祛散风寒邪气而解除项背强痛,其效如桴鼓之相应。③人体感受外邪发病,内因是起决定性作用的。如52案三人在同一时间、地点外感风寒发病,虽然项背强痛的主症相同,但由于三人内因情况不完全一样,其中有两人出现无汗的太阳表实证,而宜用葛根汤，一人出现有汗的太阳表虚证，而宜用桂枝加葛根汤。这就不难想象，前者是因其人体平素壮实，虽因新虚受邪发病，但抗邪力量较强，故现太阳表实证，后者是因其人平素体质虚弱，邪乘虚而入发病，抗邪力量较弱，故现太阳表虚证。如果不从三人内因正气的强弱去理解，而光从风寒邪气去领会，认为无汗的，是因为伤了寒邪，寒性凝敛所致，有汗的，是因为中了风邪，风性疏泄所致，那就不够全面了。因为三人受邪发病的时间、地点完全相同。

葛根汤治阳明经表寒证有良效。我凡遇感冒风寒病证（恶寒、发热、无汗），而见有头痛在额前、眉心连目眶（这是阳明经脉循行的部位）者，即投以葛根汤。

葛根芩连汤证

（53）徐某，壮热，腹痛，下利日十余次，色黄气臭，肛门灼热，口渴心烦，苔黄燥，脉滑数。王益民用大剂葛根芩连汤加白芍，一剂热退利减，再剂其病如失。（《函讯》）

（54）孙孩，壮热不退，大便溏泻，日三四次，烦躁不寐，自咬衣服，甚至咬人，唇红舌黑，江西省余干县医院中医科用葛根芩连汤加灯心，一剂泻止神安，再剂热退而愈。又雷姓孩，发热吐泻甚剧，经治三日，诸症渐减，而烦躁甚，唇红舌赤，该科亦用葛根芩连汤一剂治愈。（《函讯》）

（55）姜佐景伤风愈后，目赤不退，多眵，自投葛根芩连汤一剂而愈。（《经方实验录》）

（56）一人，目赤，身大热，神昏谵语，头剧痛，用葛根芩连汤一剂而热退神清痛止，再剂而目赤亦退。（《经方实验录》）

《伤寒论》第34条："太阳病，桂枝证，医反下之，利遂不止，脉促者，表未解也，喘而汗出者，葛根黄芩黄连汤主之。"是因太阳病误下，邪热内陷阳明，以致表里俱热（里热偏重）。本方既用葛根辛凉以解表热，又用芩、连苦寒以清里热，且用甘草甘守还津，故能主治本证。

从上述各案的症状来看，都属阳明表里俱热而里热偏盛。由于阳明里热偏盛，故见下利臭秽，口渴，烦躁，甚至神昏谵语，舌苔黄燥甚至舌黑，脉象滑数等症。由于阳明表热，故见壮热（热势向外熏蒸而弥漫于经），目赤唇红（阳明经脉络目环唇）等症。因此，投以葛根芩连汤，都能迅速奏效。

但葛根芩连汤所主治的表里俱热证，既可以是阳明经腑的表里俱热证，也可以是太阳阳明经腑的表里俱热证，只要具备了阳明里热偏盛之证，就可以用葛根芩连汤。因为葛根一药，既能解阳明之表热，也能解太阳之表热。从《伤寒论》太阳篇第34条所谓"表未解"来看，应该是太阳表证未解，多见有发热、头项强痛、微恶风寒等症，但其太阳表证必很轻微，并以阳明里热偏盛证为主，也正因为这样，才适合用葛根芩连汤。如果太阳表证较重，而阳明里证较轻，就非葛根芩连汤所宜。因为葛根虽然能解太阳之表，但其解表之力薄弱。本方偏于清解里热。

五苓散证

（57）肖女，微热恶寒，烦渴欲饮水，水入即吐，小便不利，苔白脉弱。胡济元用五苓散作汤剂与之，一剂知，二剂已。（《函讯》）

（58）王某，伤寒发热，饮食下咽少顷即吐，喜饮凉水，入咽亦吐，号叫不定，脉洪大而滑。江应宿用五苓散治愈。（《续名医类案》）

《伤寒论》五苓散证，主要见于第 71、72、73、74 条，它以少腹满、小便不利为主症，并多兼见发热烦渴、水入则吐、脉浮数等症。本证主要是因寒水郁热于太阳之腑而成。五苓散具有温化渗利的作用，故能主治。从上列两案来看，57 案见症比较典型，故投以五苓散一剂知而二剂已。58 案虽然见症不够典型，但从发热、脉洪滑、渴喜凉饮而水入即吐来看，也可看出里有蓄水遏热，所以也可用五苓散取效。一般五苓散证舌苔多白黄相兼而腻，脉象多浮数，可以推知 57 案所谓苔白，可能是白多黄少（黄色不够明显），这是因为水甚于热，故症见微发热而恶寒，脉浮（数）。这都是因为寒水郁遏较甚的缘故。58 案所谓脉洪大而滑，是因热甚于水，故症见渴喜凉饮。由此可见，上列两案，一为水甚于热，一为热甚于水，同中稍异。因此，我认为在具体运用五苓散时，对水甚于热的，方中桂枝、白术用量应较重，对热甚于水的，方中茯苓、猪苓、泽泻用量应较重，这样才能恰到好处。又五苓散本是散剂，前人有如改成汤剂则鲜效之说，但验之临床实际，并不尽然，即改作汤剂也有效，只是汤剂注意缓缓呷服，不可顿服，否则病人本来连饮水都不能接受（水入则吐），如果大量而急剧地饮以药水，那就更加难以接受了。药虽对证，但药入即吐，何由奏效！

苓桂术甘汤证

（59）尤女，初病寒热，头项腰痛，身倦恶食，服清利方渐见沉重，发热呕吐，昏晕欲绝，脉虚甚，改用独参汤，更加心悸不卧，二便不通，干呕不止，气上冲咽喉不得息。两目上视，昏厥复苏者数次，脉来中止，改用复脉汤加竹茹，二便通，略能睡，惟不能起，起则眩晕，干呕频频，改用旋覆代赭汤合橘皮竹茹汤，呕虽止而脉仍不复。刘华甫最后乃改用苓桂术甘汤，两剂头眩即止，调理旬日而安。（《函讯》）

（60）杨某，头晕痛，左鼻经常流浊涕如脓，色时白时黄，甚臭，咳喘多痰，胸肋痛，左肩缺盆内按之亦痛，饮食减少，脉弦滑。陈维扬用苓桂术甘汤两剂减半，六剂痊愈。（《函讯》）

（61）一男子，初病头痛恶寒，咳稀痰而不爽，继而头目眩晕，咳嗽胸痛，呼吸不利，咳时肠鸣，食减肌瘦，肢倦，舌苔白腻，脉浮弦。徐清华用苓桂术甘汤两剂而愈。（《函讯》）

《伤寒论》苓桂术甘汤证见于第67条，它以心下逆满、气上冲胸、起则头眩、脉沉紧为主症，是因水停中焦所致。苓桂术甘汤具有温中利水的作用，故能主治。

今就上列各案分析如下：

59案属外感风寒引动内伏痰饮之候。医者误进清利方药，病势渐见沉重，症见发热呕吐，昏晕欲绝，脉象虚甚，是因风寒痰饮为凉药所遏，表邪被遏，郁阳太甚，故现发热。里邪（痰饮）被遏，痰饮阻滞，而气机为之闭塞，故现昏晕欲绝（清阳不升，神明内闭），呕吐（痰饮阻中，胃气上逆），脉虚（痰阻阳气内闭而不能外达）。医者又误以为元气虚甚而进独参汤以壅补之，内邪被遏更甚，前症更加剧烈，以致痰气上冲咽喉不得息，干呕不止，两目上视，昏厥复苏数次。其二便不通，脉来中止者，显属气机更加闭塞之故。医者改用复脉汤（即炙甘草汤），主要是从脉来中止着眼，其实这跟炙甘草汤主治的脉结代是因少阴阴阳气血两亏而成者，是大不相同的。故服后二便虽通而略能入睡（因为炙甘草汤中既有麻仁能通便，又有桂枝、生姜能通神），但痰气仍然阻逆于内，所以眩晕、干呕依然如故。医者直至此时才认识到内有痰气阻逆，因此改用旋覆代赭汤合橘皮竹茹汤，方证始渐接近，但仍未能完全对证，故服后呕虽止而诸症仍然。最后改用苓桂术甘汤，才使方证完全符合，故仅服二剂，即止其眩晕，调理旬日而诸症悉除。总的来看，本案符合《伤寒论》第67条所谓"心下逆满，气上冲胸，起则头眩"的苓桂术甘汤证。只是由于外感风寒引发内伏痰饮，又经多次误治，情况较为复杂，致使医者未能早期确诊而已。但本案对初期恶寒发热的表证，后期缺乏交代。我认为当是初期表里同病，后期因误治而表邪陷里，其表证必渐罢去，而但现里证。

60案所见头晕痛、咳嗽多痰涕、胸肋痛、脉弦滑等症，显属内有痰饮阻滞气机所致。由于痰饮内阻而清阳不升，故现头晕痛。由于痰阻肺络而气失宣降，故现咳而胸胁痛。又脉弦滑，亦为内有痰饮之象。其所以鼻流浊涕，有时黄臭者，是因痰饮久郁生热所致。其所以饮食减少者，是因为脾虚生痰，运化力弱所致。因此，投以苓桂术甘汤六剂而愈。由此可见，由痰饮久郁所生之热，如见脾阳失运的，经用苓桂术甘汤温化消除痰饮之后，则阳气宣达，其郁热不清而自解。如果不用温化，而反从清解，则不但难以除郁热，且必更助痰饮，而使病增剧。

61案基本上与60案同，即从其证候来看，都表现有头晕痛、咳嗽胸痛、饮食减少、脉弦等症。从其病机来看，都是由于肺脾气虚而痰饮内停所致。其不同的是：①61案初兼风寒外感，故表现有头痛恶寒、苔白脉浮等症，而60案则无。②60案因痰饮久郁而内生微热，故表现有鼻流浊涕黄臭、脉滑等症，而61案只有寒痰，而无郁热。而且，61案的脾虚表现（食减肌瘦、肢倦肠鸣）较60案为重，因此，尤其适合用苓桂术甘汤，故服药仅两剂而愈。

总的来看，三案主要都是因为脾气失运而痰饮停中所致，而且都有明显的痰饮外症，但从其干呕不止、气上冲咽喉不得息等症，也可看出其内有痰气冲逆之机。这与《伤寒论》苓桂术甘汤所主治的心下逆满、气上冲胸、起则头眩等主症是相吻合的。我临床时凡遇脾虚内生痰饮而见有头晕目眩等症的，投以苓桂术甘汤，常常应手而愈。某年避暑庐山，有一中年妇女因患头晕目眩甚至四肢震颤久久不愈，经诊得知其食少痰多，即投以大剂苓桂术甘汤，数剂而愈。又老友熊梦（编者按：熊梦为江西省著名老中医）告诉我他也常用苓桂术甘汤治愈头眩、身振摇之症。可见《伤寒论》第67条所谓"身为振振摇"症，也可用苓桂术甘汤取效。有的注家认为本证只能用真武汤，而不能用苓桂术甘汤，实不尽然。

桃核承气汤证

（62）董某佺，病头痛身热，骨节烦疼，胸腹痞塞。医以丸药下之，表证未除，而胸满且痛。又行表汗，头痛虽减，而胸痛更甚。或消导，或摧逐，其痛渐下，而未得舒畅，几两月，按其胸腹柔软，而脐下坚硬，晡时发热，夜半始退，小水自利，大便不通，舌苔灰黑而润，六脉涩数。陆祖愚投以桃仁承气汤，服后胸腹搅刺，烦躁欲死，至夜半下黑粪污血若干，遂腹宽神爽而安。（《续名医类案》）

（63）李某，身无寒热，面色微黄，少腹胀满，时而怒目瞩人，握拳或伸掌，如击人状，有顷即止，旋又复作，舌苔黄暗，质色鲜红，脉沉涩。肖琢如投以桃仁承气汤，一剂知，二剂已。（《全国名医验案类编》）

（64）沈某妹，身体羸弱，经水两月未行，一日外出受惊，归即发狂，逢人乱殴，力大无穷，乘睡诊察，少腹似胀，脉沉紧。曹颖甫用桃仁承气汤加枳实，一剂下黑血甚多，狂止而安。（《经方实验录》）

（65）王治中，遍身发黄，妄言如狂，苦于胸脘痛，手不可近。薛立斋作中焦蓄血治，用桃仁承气汤下瘀血而愈。又朱阳山弟下焦蓄血发狂，则用抵当汤治愈。（《续名医类案》）

（66）张某弟，伤寒坏症，两腰偻废，彻夜痛叫，而脉则平顺。喻嘉言用桃仁承气汤多加桂、附，两剂即能强起，后改汤为丸，连服旬余而愈。又江古生弟，亦患此证，亦用此法治愈。（《续名医类案》）

抵当汤（丸）证

（67）一男子，少腹胀满，小便清长，目不识物。曹颖甫先用桃核承气汤，虽下黑粪而病如故，加重分量投之亦然。乃改用抵当汤，服后黑粪与蓄血齐下，再剂胀消痛止，调理而愈。（《经方实验录》）

（68）一妇人，经停十月，腹不甚大而胀痛，脉涩不滑。晚进桃核承气汤，晨起下白物如胶痰。更进抵当汤，下白物更多，胀痛悉除，而腹反渐加大，月余生一子，母子俱安。（《经方实验录》）

（69）周女，经事三月未行，面色萎黄，少腹微胀。曹颖甫初投大黄䗪虫丸未效。越三月经仍不行，瘦不成人，背驼，少腹胀硬，重按痛甚，呻吟不绝，乃改用抵当汤攻之，一剂即下黑瘀甚多，胀减痛平，惟脉虚甚，续予调补，渐告痊愈。越六年，遇于途，已生子四五岁矣。（《经方实验录》）

（70）钱某妻，经停九月，腹中有块攻痛，自知非孕，医投三棱、莪术多剂，不应。陈葆厚曰："三棱、莪术仅能治血结之初起者，及其久结则力不胜矣。"乃用抵当丸三钱开水送吞，入夜病者腹痛不堪，天将旦，大便下污物甚多，其色黄白夹杂，

病乃大瘥，调理而愈。（《经方实验录》）

《伤寒论》桃核承气汤证见于第106条，它以少腹急结、其人如狂为主症。抵当汤证见于第124、125、126、237、257条，它以少腹硬满、小便自利、其人如狂甚至发狂为主症。两证都是因为太阳腑中蓄有瘀血所致。但桃核承气汤证属新瘀，抵当汤证属久瘀，略异。《伤寒论》中的蓄血证，亦属外感风寒引动内蓄瘀血之候，也可以说是伤寒之中的杂病。凡蓄血里证而兼见风寒表证的，治法当先解其外，外解之后，才可以攻其内。这是《伤寒论》中先表后里的定法，在一般情况下，是必须严格遵守的。故第106条指出："其外不解者，尚未可攻，当先解其外，外解已，但少腹急结者，乃可攻之。"

今就上列各案分析如下：

（1）桃仁承气汤证：62案属外感风寒引动内蓄瘀血之候，故既见头痛身热、骨节烦疼之表证，又现胸腹痞塞之里证。治法本应先解其表，后攻其里，而反先用丸药（很可能是巴豆类丸药）攻其里，故不仅表证未除，而且里证转增，由胸满而发展到胸痛。由此可见，其所用的攻下法，必系气分下剂，而非血分下剂。医见下后表证未除而里证转增，始悟及当先解其表，因投汗法，头痛虽减，但里证有增无减，胸痛更甚。医者至此，只得又从里治，或用消导，或用摧逐，由于都是用气分药，虽然因为气降而瘀血渐渐下行，但其痛依然，而未得舒畅。医者至此，已彷徨无主。病延两月，胸腹虽柔软，而脐下则坚硬，大便不通，而小便自利，日晡潮热，舌苔灰黑而润，六脉涩数，显属血蓄下焦，而阳明热结所致。由于血蓄下焦，故见少腹硬满、小便自利、六脉涩数之症。由于阳明热结，故见潮热不大便之症。其舌苔灰黑而润者，既是阳明热极之征，又是瘀浊上蒸之象。因此，陆祖愚乃投以桃仁承气汤，服后得下瘀血而愈。其所以服后一度胸腹搅刺而烦躁欲死，是药与病相搏所致。

63 案的少腹胀满、其人如狂（时而怒目瞩人，握拳或伸掌，如击人状，有顷即止，旋又复作）即桃核承气汤的主症（《伤寒论》第 109 条桃仁承气汤的主症为少腹急结、其人如狂）。其面色微黄，舌苔黄暗而质色鲜红，是因瘀热郁蒸所致。其脉涩者，是因血瘀气滞所致。但本案蓄血证的发生，并非外感风寒引起，所以首先说明"身无寒热"。也正因为只有里证而无表证，故可立即投以桃仁承气汤攻下瘀血，并收到一剂知、二剂已的速效。

64 案经停两月，身体羸瘦，而其人发狂，少腹胀，脉沉紧，显系血滞而非血枯。由于血蓄胞中，故少腹胀。由于瘀血凝结，故脉沉紧。受惊而发狂，乃因惊则气散，而神舍空虚，瘀浊乘虚上干心神，神明为之错乱。又因病属实热，故发为阳狂之证。医者投以桃核承气汤，并加枳实下气以行血，方证相符，故服一剂即血下而狂止。

65 案王治中例，胸脘痛不可近手，颇似结胸，但从其人妄言如狂来看，可知非结胸。遍身发黄，颇似湿热郁蒸之象，但从其人妄言如狂来看，可知非湿热发黄，而是《伤寒论》第 125 条抵当汤所主治的蓄血身黄。其所以不用抵当汤，而用桃核承气汤，是因血蓄部位在中焦而不在下焦，同时又举出朱阳山弟下焦蓄血发狂用抵当汤治愈之例以对照，这就补充了《伤寒论》的不足，扩大了两方的运用范围，因为两方在《伤寒论》

中都是主治下焦蓄血的缘故。

66案张、江两例瘀血腰痛证,都经用桃仁承气汤治愈,但叙证欠详,当补之。一般瘀血腰痛证多为腰间痛如锥刺,而难以转侧,日轻夜重(故张案有"彻夜痛叫"),甚或大便色黑,小便自利,脉涩(但张案脉则平顺。可见临床脉证只应互相参照,而不应机械地肯定有是证必有是脉,或有是脉必有是证,必须知常达变,才能泛应曲当)。其所以用桃仁承气汤加桂、附者,是因为腰为肾之府,腰痛虽因血瘀而成,但也与肾气不通有关,桂、附能温通肾气,肾气得通,则腰间瘀血自易消散。

(2)抵当汤证:67案少腹胀满疼痛而小便自利,抵当汤证表现已经具备。其目不识物者,是因蓄血已久,瘀浊上冒所致。一般蓄血证,新瘀宜用桃核承气汤,久瘀宜用抵当汤。本案因属久瘀,故先投桃仁承气汤,虽下黑粪而病如故,即使加重分量投之亦然。而一经改用抵当汤后,一剂瘀血即下,再剂而胀满消,疼痛止。

68案经停十月,腹不甚大而胀痛,脉涩不滑,显然非孕,而是瘀血内阻。医者晚投桃核承气汤,晨起即下白物如胶痰。医见瘀血未下,疑桃核承气汤力量不及,而改投抵当汤,希望能下其瘀血,但服后仍不见瘀血下行,而所下白物更多,腹部胀痛悉除。按理说腹内瘀滞排除,腹大应当消退,而反见腹部日渐增大,至月余而生一子,母子俱安。足见本案病情曲折,既在医者意料之中,又出医者意料之外,饶有趣味。因为医见腹大胀痛而脉涩,认为有瘀当攻,经用攻药后,腹内所瘀之物得下,这应该说是在医者意料之中;但所下非瘀血之赤色物,而是胶痰样之白色物，这就在医者意料之外；白物下尽，而腹反增大以至于生子，这就更在医者意料之外了。

69 案初因经停三月，少腹微胀，而用大黄䗪虫丸未效，又经三月而血瘀已甚，以致少腹硬满胀痛拒按，乃改用抵当汤下瘀血而安。本案初诊即见面色萎黄，末诊且见瘦不成人，可见其人本是虚弱之体，故一经攻下瘀血，脉即呈现虚甚之象，医者乃立即停止攻药，而改用调补之方而渐愈。由此可见：① 临床辨证既确，就应该放胆用药，切不可因循苟且，坐失良机。例如，本案末诊时，如果见其瘦不成人，而不敢放胆使用攻药，就无法及时去其瘀血，必致造成邪愈实而正愈虚的攻补两难的局面。② 邪实正虚病证，用攻药必须适可而止，还应攻后即补。例如，本案在攻下瘀血之后，当见脉虚已甚之时，如果不立即停用攻药，并迅速进行调补，就很有可能功败垂成。因此本案医者的剑胆琴心，是值得我们学习的。

70 案经停九月，腹中有块攻痛，病人自知非孕（怀孕多次的妇女，是确有此辨别能力的，但医者对病人的意见，只能供作参考，不可全信，仍当全面而细致地进行辨证，以决是非），其病实属血瘀，前医不知辨别新瘀和久瘀施治，投以三棱、莪术多剂无效，是因本案病属久瘀而非新瘀之故。后医知三棱、莪术只能治血结之初起者，而不能治血结之已深者，故改投抵当丸获效。本案值得注意的是：① 服抵当丸后，当夜病者腹痛不堪，直至天明始下污物而安。这也是因为药与病相搏所致。应与上文 62 案服桃核承气汤后"胸腹搅刺，烦躁欲死"相互参照。② 服抵当汤后，所下为黄白夹杂之污物，而非瘀血。由本案联系到上文 68 案，服桃核承气汤和抵当汤后，也是下胶痰样之白物而非赤色之瘀血，可见妇人胞中瘀阻之物，并不只是瘀血而已。而桃核承气汤与抵当汤的攻瘀，也就不仅仅是攻下瘀血了。这是值得进一步探讨的。

栀子豉汤证

（71）一人，伤寒十余日，身热无汗，怫郁不得卧，非烦非躁非痛，时发一声如叹息状。江应宿投以栀子豉汤一剂即效。再以大柴胡汤下燥屎，怫郁全除，调理而安。（《续名医类案》）

栀子生姜豉汤证

（72）方某，伤寒五六日，始则头痛，发热无汗，经发汗后，头痛恶寒已解，而发热依然，懊侬不得眠，时作呕恶，不思食，大便两日未行，小便黄，舌苔微黄，脉浮数。王桂芝用栀子生姜豉汤，服两剂而热退，懊侬解除，呕恶亦止，仍守原方加减治愈。（《函讯》）

《伤寒论》栀子豉汤证和栀子生姜豉汤证见于第 76 条，它们都以懊侬为主症，只是栀子生姜豉汤证兼呕而已。所谓懊侬，既烦恼郁闷之意，但较之一般烦闷为甚。第 76 条"反复颠倒，心中懊侬"，正是懊侬症异常难受的临床写照。本证是因邪（寒少热多）郁心胸（病在膈上部位）所致，故宜用栀子豉汤宣而清之（香豉之宣以散寒解郁，栀子之清以涤热除烦）。若懊侬兼呕者，是因其邪由胸下膈犯胃，胃气不和而上逆所致，故宜在栀子豉汤中加用生姜，以和胃止呕。

今就上列两案分析如下：

（1）栀子豉汤证：71案，伤寒十余日，身热无汗，可见寒邪束表已久，其所以未提恶寒者，显然是因伤寒郁阳已渐化热，表寒渐解，患者已不恶寒，即使尚有恶寒，也很轻微。伤寒郁阳化热，如果表寒化尽而里热独炽的，必身热渐甚而汗自出。今身热而无汗，且见怫郁不得卧，非烦非躁非痛，时发一声如叹息状，可见里热虽盛而表邪未净。正由于余寒郁热于心胸之间，所以发生懊侬之症。所谓"怫郁不得卧，非烦非躁非痛，时发一声如叹息状"，亦即第78条所谓"虚烦不得眠，若剧者，必反复颠倒，心中懊侬"之意，因此，投以栀子豉汤即效。但因本案不仅心胸有郁热，而且肠间有燥矢，故非栀子豉汤所能全治，而必须在用栀子豉汤宣清胸膈以解懊侬之后，再用大柴胡汤以疏通上下气机，而下其燥矢，才能竟其全功。当然，本案如果只是邪郁心胸的懊侬，而不兼夹有肠间燥矢为患，自可以栀子豉汤一方收其全效，就无需再用大柴胡汤了。

（2）栀子生姜豉汤证：72案伤寒，头痛恶寒，发热无汗，延至五六日之久才发汗，可见治不及时，伤寒郁阳过久，内热已生。故经发汗而头痛恶寒得解，但身热依然不退。由于伤寒化热，郁遏于心胸之间，故见懊侬不得眠、便秘尿黄、苔黄脉数等症。但因邪已由胸下膈犯胃，胃气不和，而呕恶时作，不思食，故宜用栀子生姜豉汤主治。本案症见呕恶不食，舌苔微黄，大便不行，可见邪气犯胃，胃气已难主降。栀子豉汤不仅能宣清心胸郁热，而且与生姜配合，又能和胃止呕，故仅服两剂，而诸症悉除。

以上两案热郁心胸证，前案表寒未净，后案表寒已解，但都用栀子豉汤获效。由此可见，栀子豉汤主治的心胸懊恼，不论表寒有无都可以用。因为栀子豉汤中的香豉，既能解表散寒，又能解郁透邪，且其气芳香而不燥热，即使表无寒邪而里多郁热，用之也只有解郁透邪之利，必无助热之弊。因此，后世温病学家多喜用之。

大陷胸汤证

（73）王某，素有腹痛证，近因感冒复发，腹中暴痛，针药无效，胸部满闷，腹部坚硬如石，自投大承气汤，服后下积物甚多，胸腹稍畅。但次日胸腹满闷硬痛仍前，再投大承气汤不减，而精神疲甚，乃改用六君子汤三剂，虽元气稍复而病如故，自以为不治。但在穷思之下，忽有所悟，因试用大陷胸汤轻剂，药下即觉盘旋胸腹之间，一若寻病者然，逾时忽下黑色如棉油者碗许，顿觉胸中豁朗，痛苦大减。四五剂后，食增神旺，进至十余剂，病去八九，不慎过服一剂，顿觉异常难受，乃急投以人参一两，黄芪五钱，饴糖半杯，二服而安。（《经方实验录》）

（74）陈孩，大热自汗，脉洪大，大便五日未解，右足不得屈伸，口干渴不欲饮，胸如塞，按似痛，不胀不硬。曹颖甫投以大陷胸汤，一剂大便即通，燥矢与痰涎随下，诸恙霍然。（《经方实验录》）

（75）袁某，病延一月，胸闷异常，不饥不食，肌肉消瘦，小便多而黄，大便兼旬未解，但能矢气，神疲不能起床，而脉似和。曹颖甫投以大陷胸汤，服后呕出浓痰，且觉药力直趋腹部，振荡有声，腹痛时作，欲大便者三四次，卒无所下，至夜三鼓，腹痛更剧，下燥矢五六枚，随以溏粪，次日睡醒，胸腹舒畅，饥而思食，病乃告愈。（《经方实验录》）

（76）一人从胸下至腹满闷如石板压。陈东发之叔用大陷胸汤一剂治愈。（《函讯》）

《伤寒论》大陷胸汤证见于第135、138、139、140、141条，它以从心下至少腹硬满疼痛不可近手而脉沉紧为主症，是因水热内结胸腹而阳明内实所致，故宜用大陷胸汤逐水泻热。

今就上列各案分析如下：

73案素患腹痛证，从其自投大承气汤下积物甚多来推测，很可能系胃家素热之体，故食滞容易化燥，而每逢病发自进大承气汤即愈。近因感冒，风寒引动宿食热滞，以致胸闷腹痛而硬，仍投大承气汤，服后下积物甚多，而胸腹稍畅。但因这次兼感风寒，必属表里同病证，依法当先解其表后攻其里，今竟先行攻下，里之食积虽除，而表之风寒内陷，与太阳水饮相搏于胸腹，且与胃肠的素热相结合，故旋即又现胸腹满闷硬痛之证。由于病属水热内结于胸腹，故再投大承气汤不但无效，反而因再次大下，正气受伤而精神疲甚。因为药不对证，药下既非病受，便是正受。因此之故，又改用六君子汤三剂，虽元气稍复，而病依然。本来水热内结之证是忌补的，幸其所用的六君子汤，在补气中，兼有消化痰饮的作用，故服后正已受补而病未增剧。

医者至此，始悟为大结胸证，而投以大陷胸汤，药下咽后，患者自觉药力盘旋于胸腹之间，好像寻找病魔似的（这种药物反应的微妙之处只有病者才能深刻地体会得出来），这样经过一些时间，忽从大便解出黑色如棉油状之物碗许，显属痰浊污积之邪下泄，所以胸腹豁然开朗，而痛苦大减。四五剂后，邪渐去而正渐复，故饮食日增而精神日旺。但在服至十余剂而病去十之八九的时候，本应适可而止，徐图善后之治，奈医者不慎，用药攻逐过剂，以致正虚不支，而异常难受，乃不得急投大剂参、芪以救其误，虽然转危为安，几乎功败垂成。综观本案，值得吸取经验教训之处是：①表里同病之证，一般必须遵守先表后里的定法，若本应先汗而反先下，是为逆治，必致发生变证。《伤寒论》所述大结胸的变证，多因误下而成，本案即其例证。②凡用毒药攻邪，必须适可而止，切勿过剂，如果过剂，往往引起虚脱，致功败垂成，本案几乎食其恶果。③凡治病必须药与病相当，即病轻者药亦轻，病重者药亦重。本案已形成大结胸，其病甚重，而医者只用轻剂的大陷胸汤，实为病重而药轻，故收效不够迅速，一直服至十余剂，才接近治愈。如能及早而适当地使用重剂，必可数剂而愈，这可从下列各案中获得证明。

74 案，大热自汗，脉洪大，大便五日未行，右足不得屈伸，显属阳明胃家实热所致。但从口干渴不欲饮、胸如塞、按似痛、不胀不硬来看，又并非纯属阳明实热，而是兼夹水饮内结所致，其病属大结胸证无疑，因为大结胸多兼阳明实热证。如《伤寒论》第137条的大陷胸汤证兼有日晡潮热、不大便等便是其例。因此，医者投以大陷胸汤，仅服一剂，即尽下痰涎与燥矢而愈。

曹氏深谙经方，善用大剂，常常投药数服，而立起沉疴，这可从其门人姜佐景所辑《经方实验录》中得到证明。观上案大结胸证，医用轻剂大陷胸汤至十余剂始治愈之例，其胆识经验自是不同。

75案病延一月，从胸闷异常、不饥不食、肌肉瘦削、小便多、精神疲倦来看，好像病在太阴而脾虚湿困。但太阴脾虚，脉当沉弱而迟缓，而今脉反似和。太阴脾虚，当大便泄泻，而今大便反兼旬不解。太阴寒湿，无论小便利与不利，尿色当白，而今小便反多而色黄。由此可见，其病因非太阴脾虚寒湿内困，而是水热结于阳明。虽然脉象似和而不沉紧，但胸闷异常，结胸症显，医用大陷胸汤治之，是颇有见地的，故有速效。患者服药后，立即呕出浓痰，并觉药力直趋腹部，振荡有声，腹痛时作，时欲大便，至夜腹痛更甚，乃下燥矢而愈，可见药与病相当，药力战胜了病邪，驱逐内结的浓痰和燥矢，分道从上下而出。本案药效反应的"直趋腹部，振荡有声"，和72案药效反应的"盘旋于胸腹之间，一若寻病者然"，都是极其生动而有趣的。这类临床试验的微妙反应，是中医理论的丰富源泉，值得我们深入玩味。

76案从胸下至腹满闷如石板压，是大结胸证已具备，故医者投以大陷胸汤一剂而愈。

综观上列四案的大结胸证，虽然都有胸腹闷甚，但疼痛却不显著。可见在临床实际中，疼痛并非结胸必有之症。但这与痞满证的满而不痛者相较，仍然可从结胸多兼阳明胃实之证，而痞满多兼太阴脾虚之证进行鉴别。

小陷胸汤证

（77）陈男，初病恶寒发热，口干便闭，经医治后，寒热除而便泻，心下痞闷而痛，按之尤甚，咳嗽白痰，脉浮而涩。刘科胜投以小陷胸汤，二剂而愈。（《函讯》）

（78）宗男，素患胃病，伤寒五日，头痛发热自汗，而胃脘微痛。医误以承气汤下之，心下痞满，按之痛甚，气喘喉间痰鸣，舌蹇语涩，干呕便秘，脉象沉数。郭爱中用小陷胸汤加前胡、青皮、胆南星，一剂痰喘平，口能言，再剂加大黄，下痰涎甚多，诸症悉除。（《函讯》）

《伤寒论》小陷胸汤证，见于第138条，它以心下按之则痛、脉浮滑为主症，是因痰热内结于胸胃所致，小陷胸汤具有化痰清热的作用，故能主治。

今就上列两案分析如下：

77案初病恶寒发热，口干便秘，已呈表寒里热之象。经医治后，表证虽解，但里证更为显著，而且表现为咳嗽白痰、大便泄泻的痰湿之证，可见其人不仅里有郁热，而且有痰湿，尤其是出现了心下痞闷而痛、按之尤甚的典型的小结胸证，更表明了痰热内结于胸胃，故医者投以小陷胸汤二剂即愈。《伤寒论》所谓小结胸证脉滑，固然是痰与热搏之象，本案所谓小结胸证脉浮涩，又何尝不是痰气阻滞之征，它们是相得益彰的。

78案素患胃痛病，因感冒风寒而引发，本应先解其表，后和其里，或在解表的同时，兼和其里。今医者先以承气汤下之，显然是错误的。由于表证误下，太阳邪热内陷，并与胃家素有的痰热相结，故出现心下痞满、按之则痛甚的小结胸证。但本案兼见气喘痰鸣、舌蹇语涩之症，可见其人内痰素盛，当误下后太阳寒水内陷时，更加助长了内痰的壅盛而上涌，肺气被壅则气喘痰鸣，舌根被阻则舌蹇语涩。因此，医者乃在小陷胸汤中加入前胡、青皮、胆南星，于化痰清热中加重下气降痰的作用，故服一剂即痰气下行而喘平能语。由于大便未通，里热犹实，故再剂加入大黄以通利之，服后即下痰涎甚多而愈。

小陷胸汤主治痰热结于胃中的心下满痛拒按症极有效验，临床常见。但用此方时必须注意瓜蒌实要用全瓜蒌，即瓜蒌壳与瓜蒌仁同用，如果单用其一，则是不完全符合要求的，不可忽略。

半夏泻心汤证

（79）胡某，夏月患吐泻，无寒热，饮食入胃即吐，腹中雷鸣下利，心下痞满。程侠安投之以半夏泻心汤，一剂即愈。（《函讯》）

（80）顾某，大暑中患胸痞颅胀，脉浮虚大而濡，气口独显滑象。张璐玉认为湿热泛于膈上，先投清暑益气汤二剂，颅胀止，而胸痞不除，继予半夏泻心汤减姜去枣加枳实，一服而愈。（《续名医类案》）

《伤寒论》泻心汤证以心下痞满而不痛为主症，一般分水火交痞和单水痞、单火痞三种。水火交痞为半夏泻心汤证，单水痞为十枣汤证，单火痞为大黄黄连泻心汤证。但在临床上，以水火交痞证较为多见。而在水火交痞中，又以半夏泻心汤证为多见。半夏泻心汤方最为临床医家所喜用，它具有辛开苦降以化湿清热和甘温培土以健运中气的作用，为治水火交痞之心下痞满症的主方。半夏泻心汤证与大陷胸汤证，虽然都属邪结胸胃所致，但半夏泻心汤证多兼太阴脾家虚，故半夏泻心汤中包含着理中法，大陷胸汤多兼阳明胃家实，故大陷胸汤中包含着承气法，大不相同。

今就上案分析如下：

79案夏月患吐泻，无寒热，饮食入胃即吐，腹中雷鸣下利，而心下痞满，显属有里无表证。既无风寒外感，必系饮食内伤，故出现吐利肠鸣、心下痞满之症，但本案叙述欠详，我认为本案既然服半夏泻心汤获得速效，自然属于寒热虚实夹杂于中焦的水火交痞证，其舌苔必系黄白相兼而腻，脉象必系濡数或濡缓，也只有这样，才适宜用半夏泻心汤。否则，如果舌苔纯黄而脉象滑数有力，则其痞满吐利就应属于阳明实热证，如果舌苔纯白而脉象沉迟无力，则其痞满吐利就应属之于太阴虚寒证，那就都不适宜用半夏泻心汤了。

80案大暑中患颅胀胸痞，脉浮虚大而濡，气口独显滑象，显属气虚伤暑而蕴湿热之候，故医者先投清暑益气汤，阳明暑热清而颅胀止。暑热多归阳明，阳明暑热上蒸而现颅胀，是因阳明经脉循额颅而热主膨胀之故。阳明暑热既清，头额颅胀自止。再投半夏泻心汤，中焦湿热解而胸痞除。

心下痞满的水火交痞证，在临床上是常常可以碰到的，因而用到半夏泻心汤的机会比较多。其案例不胜枚举。我临床时凡遇本证，只要见有寒热虚实夹杂而中焦痞塞不开之象，立即投以半夏泻心汤，常常应手取效，只是在方中用药分量上适当调整，除半夏主药必须重用外，如寒象较多的，干姜用量必须较重，虚象较多的，人参、甘草、大枣用量必须较重。

生姜泻心汤证

（81）潘某，初患头痛，往来寒热，初以小柴胡汤愈之。逾旬复病胸中痞满，欲呕不呕，大便溏泻，腹中水奔作响，脉紧而数。改投生姜泻心汤，一剂知，二剂愈。（《邃园医案》）

《伤寒论》第157条："伤寒汗出解之后，胃中不和，心下痞硬，干噫食臭，胁下有水气，腹中雷鸣下利者，生姜泻心汤主之。"本证是因伤寒表解而里不和所致。其里不和，亦为寒热虚实夹杂而中焦痞塞不开，与半夏泻心汤证相同，但胃中寒水较甚。生姜泻心汤即在半夏泻心汤的基础上，加用生姜以和胃而温散寒水，故能主治本证。本案初病在少阳，经用小柴胡汤治愈后，复病胸中痞满，欲吐不吐，大便溏泄，腹中水奔作响，脉紧而数，显属寒热互结，胃中不和，而寒水较甚。故医者投以生姜泻心汤二剂即愈。次女兰清曾遇一生姜泻心汤证，患者罗某，心下痞满，嗳气或矢气则稍舒，鼻内自觉有臭气，晨起口苦，小便黄，大便结，有时肠鸣，舌苔白黄相兼而润，脉象弦缓，久治疗效不显，经用生姜泻心汤五剂而愈。本案心下痞满之所以运用生姜泻心汤，显然是因嗳气、鼻臭而联想到《伤寒论》生姜泻心汤证的干噫食臭。熟读经文的重要，于此可见一斑。

甘草泻心汤证

（82）一人初患太阳中风，表解而下利胸痞，身犹热，气粗不寐，脉仍数而沉。吴鞠通用甘草泻心汤治愈。（《吴鞠通医案》）

《伤寒论》第158条："伤寒中风，医反下之，其人下利日数十行，谷不化，腹中雷鸣，心下痞硬而满，干呕，心烦不得安，医见心下痞，谓病不尽，复下之，其痞益甚，此非热结，但以胃中虚，客气上逆，故使硬也，甘草泻心汤主之。"本证因表邪内陷，寒热虚实夹杂，中焦痞塞不开，而胃虚较甚。甘草泻心汤是在半夏泻心汤的基础上重用甘草以补中虚，故能主治本证。本案初病太阳中风，继见下利胸痞而身热脉数，显属表邪内陷而寒热互结，又从其不寐来看，应包含有心烦不安之症在内，与上述第158条证相符，故医者投以甘草泻心汤而愈。

大黄黄连泻心汤证与附子泻心汤证

（83）戴男，素患肺病，暑月过劳，引起咯血，先见喉痒微咳，随即血从口出，一月吐血数次，每次吐至一二小时始止，胸中痞闷灼热，大便间日一行，燥结难解，烦躁不眠，口苦或甜，舌苔黄而厚腻，脉象弦数。余昌言用大黄黄连泻心汤加白茅根、侧柏叶、川贝母等味，数剂血止，而失眠依然，改用黄连阿胶汤而痊愈。（《函讯》）

（84）詹男，素患胃病，暑月患吐血，胃脘闷痛灼热，大便不通畅，舌苔薄黄，脉弦有力。余昌言用大黄黄连泻心汤加白茅根、侧柏叶，一剂血即止，调理而安（《函讯》）

（85）吴男，素患肺病，暑月患咯血，先见喉痒，继以咳血，身有微热，面赤唇红，大便干燥，舌红无苔，脉数有力。余昌言用大黄黄连泻心汤加白茅根、侧柏叶，一剂血减，二剂血止，调理而安。（《函讯》）

（86）史某，酒客，吐血盈盆，面赤，六脉洪数。吴鞠通用大黄黄连泻心汤，一剂血止，二剂脉平，后七日又发，又进二剂而愈。（《吴鞠通医案》）

（87）一人，外感数月不愈，胸满，上身热而汗出，腰以下恶风，时当夏月，以被围绕，舌苔淡黄，脉弦。予附子泻心汤，二剂而病若失。（《邃园医案》）

《伤寒论》第154和第155条云："心下痞，按之濡，其脉关上浮者，大黄黄连泻心汤主之。""心下痞，而复恶寒汗出者，附子泻心汤主之。"前条属单火痞证，是因无形邪热之气壅盛于胃家所致，故宜大黄黄连泻心汤清下胃家邪热。后条属单火痞证而兼阳虚，故宜附子泻心汤，在大黄黄连泻心汤清下邪热同时，加用附子以扶阳。

今就上列各案分析如下：

83、84、85、86四案，都是以吐血为主的大黄黄连泻心汤证。其中，83、85两案症见胸脘痞闷灼热，面赤唇红，口苦身热，烦躁不眠，大便燥结，苔黄，脉数有力，显属胃家邪热壅盛之候。其咳嗽咯血，是因其人素有肺病，在暑热伤胃的同时，又伤及肺之血络所致。由于病属实热，故医者投以大黄黄连泻心汤数剂而血止。84、86两案症见胃脘闷痛灼热，面赤，大便不畅，舌苔黄，脉洪数，更显然是胃家邪热壅盛之候。其吐血，是因素有胃病，暑热伤及胃之血络所致。由于病属实热，故医者亦用大黄黄连泻心汤数剂而止。由此可见，大黄黄连泻心汤不仅能主治胃家气分实热之火痞证，而且能主治肺胃实热由气分伤及血分的吐血证。且从86案中可以看出，用大黄黄连泻心汤治实热的吐血证，并不一定要加用他药。

87案，胸满身热苔黄，显属热壅胃家之候。汗出，腰以下恶风，时当夏月，以被围绕，又显属阳虚下寒之证，完全符合《伤寒论》第155条附子泻心汤所主治的痞满而恶寒汗出之证，故医者投以附子泻心汤二剂即愈。

黄连汤证

（88）黄某，先患外感，医药杂投，后且腹痛而呕，舌红苔黄，口苦，脉象弦数。投以黄连汤二剂而愈。（《邅园医案》）

《伤寒论》第173条："伤寒胸中有热，胃中有邪气，腹中痛，欲呕吐者，黄连汤主之。"本证是因里虚而寒热错杂于胸胃所致，黄连汤具有调和寒热而补里虚的作用，故能主治。本案初病在表，因治不得法，而病由表入里，从其腹痛而呕来看，可知脾寒。从其口苦苔黄来看，足知胃热。显属寒热交错于中焦，而脾胃升降失调之候，因此，医者采用黄连汤，既清胃热（黄连），又温脾寒（方中干姜、人参、炙甘草，实即理中汤法），由于药证相符，故获速效。

黄连汤对寒热虚实错杂的胃痛有良效，值得重视。

十枣汤证

（89）张某，心悸，胁下痛，胸中胀，干呕，短气，脉弦。曹颖甫投以十枣汤，药下即感喉中辛辣，甚于胡椒，并有口干心烦、发热声哑等现象，约经二小时，即泻下臭水，而两胁即感舒适而转侧自如，调理而愈。（《经方实验录》）

《伤寒论》第152条："太阳中风，下利呕逆，表解者，乃可攻之，其人漐漐汗出，发作有时，头痛，心下痞硬满，引胁下痛，干呕短气，汗出不恶寒者，此表解里未和也，十枣汤主之。"本证是因水饮结于胸胁所致，十枣汤具有逐水作用，故能主治。本案胁下痛，胸中胀，心悸，干呕，短气，脉弦，显属水饮结于胸胁之候，故医者投以十枣汤，服后水饮即从大便泻出而愈。

瓜蒂散证

（90）信州老兵之女，因食盐虾过多，得齁喘之疾，乳食不进，一道人过其门，见病女喘不止，便教取甜瓜蒂七枚，研末，用

冷水半茶盏许调，澄取清汁，服后即吐痰涎若黏胶状，胸次既宽，

䶀喘亦定，少日再作，又服之而愈。药凡三进，病根如扫。（《名医类案》）

（91）秦某，素有痰饮，每岁必四五发，发则呕吐不食。李士材认为此病久结成窠囊，非大涌之弗愈也。须先补中益气，十日后，以瓜蒂散频投，涌为赤豆沙者数升，已而复得水晶色者升许。如是者七补之，七涌之，百日而窠囊始尽，专服六君子汤、八味丸，经年不辍。（《古今医案按》）

《伤寒论》第166条："病如桂枝证，头不痛，项不强，寸脉微浮，胸中痞硬，气上冲咽喉不得息者，此为胸有寒也，当吐之，宜瓜蒂散。"本证是因痰饮阻于上焦胸中所致，故宜用瓜蒂散以涌吐之。一般䶀喘痰多之疾，多因感受湿邪，变而为热，由热生风，由风生痰，痰积不化，结为顽痰，遂成痰母，发则风痰潮涌，气促而喘，势甚危殆。90案䶀喘发生于过食盐虾之后，显属受湿所致。故医者采用瓜蒂为散，以涌吐其顽痰。由于用药得法，故能除其病根。至于91案的素病痰饮，其体必虚，吐法本非虚家所宜，而痰饮又非吐不出，如单攻其痰，必碍其虚。若寓补于吐，又牵制其攻。故本案医者采取先补其虚而后吐其痰之法，使补正与攻邪各得其宜，并频补频吐，而尽扫其窠囊，使病获愈。俞东扶云："长于治痰者，前有张戴人，后有王隐君，然可施于人强证实，若虚者非所宜也。此案七补七涌，足以匡救两家之法。"

旋覆代赭汤证

（92）一人膈气，粒食不入，始吐清水，次吐绿水，次吐黑水，次吐臭水，呼吸将绝，一昼夜，喻嘉言先投理中汤六剂，不令其绝。来早使用旋覆花一味煎汤，调代赭石末二匙予之，才入口，即觉其气转入丹田，膈气既平，困倦之极，服补药二十剂，将息二月而愈。（《寓意草》）

《伤寒论》第161条："伤寒发汗，若吐若下，心下痞硬，噫气不除者，旋覆代赭汤主之。"本证是因伤寒表解而里未和，痰结胸胃而中虚气逆所致，旋覆代赭汤具有降逆气、化痰饮、补中虚的作用，故能主治。本案膈气，粒米不入，足见中虚气逆已甚。其初吐之清水，即胃中的痰饮，次吐之绿水和黑水，当是胆汁，后吐之臭水，显系肠中粪汁。剧吐至此，中气受伤已极，胃气有欲绝之势，故医者先投理中汤以固中土而保胃气，后用旋覆代赭汤以降逆气，本固标平之后，再进补剂以收功，可谓立身于不败之地。其仅取旋覆花和代赭石二味，更见匠心独具。

阳明病

白虎汤证与白虎加人参汤证

（93）伍某，太阳病，用麻黄汤发汗后，壮热，面赤，大汗，烦躁，气喘，脉洪大。郭天侨用白虎汤（生石膏用至四两），一剂而喘、汗、烦躁解除，再剂而诸症痊愈。（《函讯》）

（94）陈女，大热大汗，烦躁口渴，舌黄燥，脉洪大。张耀裕用白虎汤二剂治愈。（《函讯》）

（95）王某，初病呕吐，医下之，八九日，内外皆热，脉虚大。许叔微三投白虎加人参汤而愈。（《伤寒九十论》）

（96）吴某妻，病已四五日，身热大汗，大渴脉大。曹颖甫用白虎加人参汤，一剂渴稍减，二剂病依然，后加重生石膏，并加生地、丹皮、赤芍、大小蓟，且令食西瓜，五剂而愈。（《经方实验录》）

（97）缪女，始受风寒，头痛恶风，自汗脉浮。曹颖甫投以桂枝汤解后，越日，忽又发热，且烦乱脉大，改投白虎汤（生石膏初用八钱），服后身热更高，烦躁更甚，大渴大汗，乃投原方加重分量（生石膏用至二两），并加生地、丹皮、大小蓟、花粉，大锅煎汁，口渴即饮，尽剂后，病势顿挫，因停药一日，而热又发，且更加剧，夜中大渴引饮，后用原方加重分量（生石膏用至八两），如前煎服，服后大汗如注，诸恙悉除，调理而愈。（《经方实验录》）

（98）马某，表里大热，烦躁甚，头脑胀痛，大便间日一行而干燥，舌苔白厚而中心微黄，脉洪实。张锡纯用白虎汤加连翘，一剂热稍退，次日病依然，连服五剂，生石膏加至八两，病仍如故，至第六剂时，另用生石膏细末，以梨片蘸而啖之，服至两半，其热始退而愈。（《全国名医验案类编》）

（99）朱某，伤寒八日，厥而似死。徐医按其胸口尚热，急用白虎汤灌之，竟顺受而下，终获生还，调理而愈。（《经方实验录》）

又肖某，夏病月余，病势日剧，神昏谵语，舌黑唇焦，肢冷脉伏，死而后生者数次。一日通身冰冷，惟胸口尚热，目呆脉绝。肖灵根认为是热厥，急以生石膏末调水频灌，至夜半忽作呻吟，厥回脉出而生，后用大黄剂调理而愈。（《伤寒标准疗法》）

（100）陈孩，壮热，四肢拘挛抽搐，渴喜饮水，大便干燥。张锡纯用白虎汤加蜈蚣、双钩藤、薄荷，一剂而拘挛舒，抽搐止。随去蜈蚣，再剂热退而愈。

又治那姓两孩之壮热抽搐证，亦用白虎汤加蜈蚣、全蝎、双钩藤、薄荷而愈。（《全国名医验案类编》）

（101）赵某，壮热，心中亦热，大便数日未行，恶闻食臭，毫不思食，强食即吐，服药亦然，舌苔黄厚，脉弦长略洪。张锡纯用白虎加人参汤加代赭石（末一两），一剂吐止。守方加减再进一剂，而身凉脉静。惟恶闻食臭仍然，乃用鲜白萝卜丝，香油炒半熟，加葱、酱煮汤，弗过熟，少调以绿豆粉，强使食之，入口即觉鲜美，喜而啖之，渐尽两碗，从此饮食复常，而病痊愈。（《全国名医验案类编》）

（102）一人消渴，面赤，脉浮滑，而恶寒向火，渴喜热饮。郭天侨用白虎加人参汤，一剂渴解不欲热饮，二剂不恶寒，连服十余剂而愈。（《函讯》）

又郁君幼女，患消渴证，姜佐景用白虎加人参汤治愈。（《经方实验录》）

（103）毛某，素患痰证，近又复发，卧床，眩晕不起，头微痛，面有热色，而畏凉物，大便数日未行，舌苔白润，脉洪而长。张锡纯用白虎汤加半夏，两日共进四大剂，霍然痊愈。（《全国名医验案类编》）

《伤寒论》白虎方证有二，即白虎汤证和白虎加人参汤证，分见于第26、168、169、170、176、219、221、350条，都以大热、大汗、大烦、大渴为主症。根据后世经验，两证鉴别要点在于脉的浮洪或浮芤，即浮洪的属白虎汤证，浮芤的属白虎加人参汤证。这是因为两证虽然都是由于阳明燥热亢盛，病机主要向上向外，但白虎汤证的燥热亢盛，津液虽伤，而气尚足，故脉见浮洪有力，而宜用清热生津的白虎汤主治；白虎加人参汤证的燥热亢盛，不但津液受伤，而且气亦受损，故脉见浮芤无力，而宜用白虎加人参汤，于清热生津中兼益其气。

今就上例各案分析如下：

93、94、95、96、97、98六案的白虎汤证和白虎加人参汤证，大都具有五大（大热、大汗、大烦、大渴、脉大）的典型证候，而且其中 93、94、98 案的白虎汤证都明言脉洪大或洪实，95 案的白虎加人参汤证则明言脉虚大。至于 96 案的白虎加人参汤证，和 97 案的白虎汤证，虽然都只明言脉大，但从一般临床经验来推测，前案当是大而虚，后案当是大而实。因为大而洪实的脉，一般是不宜用人参的，即使有用参者，也多是采取清凉的西洋参，而绝非采用温养的人参。

在这几案中，值得注意的是：

（1）阳明里热证多由太阳表寒证传变而成。这可从 93、97 两案中很清楚地看出来。因为这两案都是由太阳表寒证服麻黄汤或桂枝汤发汗后转属阳明而成里热证的。这与《伤寒论》第 181 条"问曰：何缘得阳明病？答曰：太阳病，若发汗……此亡津液，胃中干燥，因转属阳明"和第 185 条"本太阳初得病时，发其汗，汗先出不彻，因转属阳明也"的精神，是完全相符的。

（2）阳明内热深重的，必须清而再清，不可胆怯缩手，以致功亏一篑。这可从 97、98 两案中很清楚地看出来。两案的生石膏用量，都逐渐加至八两之多，98 案最后又加生石膏末，以生梨片蘸而啖之，至一两五钱，始获全效。有人认为内服生石膏细末比内服生石膏煎剂力量大得多。如果在治疗过程中，缺乏足够的认识，迟疑不敢续进大剂白虎汤，就必不可能竟其全功。当然，在一再反复施用大剂白虎汤时，必须细心诊察，确系阳明实热深重，才可使用。此时辨证要点，应该以脉象洪大为主，假使脉不洪大，一般是不宜用的，但阳明热深厥深脉伏者例外。因此，从 98 案脉呈洪实来推测 97 案的脉大，必系洪大，而绝非虚大。

（3）阳明热证而气血两燔者，必须气血两清，才能收其全效。这可从 96、97 两案用药中很清楚地看出来。因为两案都在白虎汤中加用了生地、丹皮、赤芍、大小蓟等凉血清热之品。但两案所兼的血分热证都未点明，根据一般临床经验，凡气血两燔之证，多见苔黄舌绛之象，如其苔黄而舌不绛，就只能清气，而不宜凉血，这是必须细辨的。

此外，还需注意的是：

（1）头脑胀痛之证。头痛有寒热之别，由于寒主收引，故寒证头痛必有紧束感。由于热主膨胀，故热证头痛必有胀大感。98 案由于里热向上熏蒸，故现头脑胀痛之症。

（2）白虎汤汗解之效。97 案服白虎汤最后大汗如注而解，可见白虎汤是能清能透的，正是因为这样，才有人（如温病学家吴瑭）把它列为辛凉重剂。但也有人认为白虎汗解之效，并非白虎汤能够透汗，而是因为白虎汤既能清解燥热，又能滋生津液，服后热清津足，表里气和，自然汗出而解。两说都可供参政。

99 案中的两例热厥重证，不仅四肢厥逆，而且通身冰冷，同时还因心神内闭而人事不知，好像已经死去，惟按其胸口尚热，医者乃据此而认为是热深在里所致，投以白虎汤，竟获生还。案中第二例的里热尤重。本例为江西吉安老友肖俊逸（世称"肖大黄"）之父肖灵根所经治，自服生石膏末厥回脉起后，即投以大剂泻药（每剂大黄用至四两，共服大黄数斤），泻除其里热而愈。阳明里热深重有如此者，不可不知。

100 案的三例白虎汤证，都因热极生风而兼见手足抽搐之症，所以都在白虎汤中加用了蜈蚣、全蝎、双钩藤、薄荷等治风之药。本证热极生风的手足抽搐，一般喜用羚羊角，疗效很好，但羚羊角太昂贵。本案医者选加的蜈蚣、全蝎、双钩藤、薄荷，价既廉，效又好，是值得推广的。有人认为蜈蚣性味辛温，不宜用于热极生风之证，其实并不尽然。因为蜈蚣虽属热药，但加入白虎汤中，并和双钩藤、薄荷同用，就与单独使用蜈蚣（或配合白附子、天麻、南星等温药使用）不同。在这里，它就只有息风之功，而无助热之弊。

101 案中的白虎汤证的恶闻食臭，毫不思食，强食即吐，当是胃中蕴有痰火之故。这可从症治两方面看出来。先从症方面看，本案不见口渴，舌苔黄厚而不干燥，脉象洪长而弦，都可以证明病并非纯属燥热，而是火中有痰。再从治方面看，先用白虎汤加代赭石末一两，服后即呕止而热退，后用鲜白萝卜丝，食后即胃口开而进食。代赭石具有镇逆降痰作用，凡痰气上逆而呕吐者，用之多验。鲜白萝卜丝的清热化痰之功，更为人所共知。

102 案中的两例消渴证，都属阳明燥热伤津太甚，故均用白虎加人参汤治愈。但其所加用的人参，应以西洋参为佳。至于案中第一例消渴证喜热饮且兼恶寒向火，既可作火热内郁解，也可作痰火内郁解。但从本案来看，似作痰火内郁解比较合适。因为阳明热证本来是渴喜冷饮的，由于痰遏，故喜热饮，阳明热证本来是恶热的，由于痰遏，故反恶寒。

103 案的白虎汤证发生于素有痰疾之体，其为痰火内扰，更无疑义，本案面赤便秘，脉洪长而口不渴，且畏凉物，眩晕，卧床不起，舌苔白润，可见不仅阳明热重，而且胃中痰多，故宜在白虎汤中加半夏以化痰。

大承气汤证、小承气汤证、调胃承气汤证

（104）谢某，潮热谵语，五日不大便，腹痛拒按，舌苔黄燥，脉象沉实。张耀裕先用小承气汤试探，服后腹中转矢气，乃改用大承气汤攻之，一剂即便通病减，再剂而愈。（《函讯》）

（105）张子，目肿如桃，头痛如劈，烦躁谵语，潮热自汗，大渴引饮，腹胀拒按，大便不通，小便短数，舌绛苔燥，脉象滑实。钱存济用大承气汤一剂，下燥矢数十枚而愈。（《全国名医验案类编》）

（106）刘某妻，产后但热不寒，胸满腹痛，大便旬余不通，两耳无闻，口渴，舌黑，脉沉数实。郑叔渔、庄虞卿议用大承气汤，一剂而大便解，耳能闻，舌黑退，胸腹舒，调理而愈。（《全国名医验案类编》）

（107）李某，伤寒五六日，身热无汗，大便不通，脉洪大而长。许叔微投以大承气汤，病者因年高但服其半，不应。许询知后，乃亲视再进一剂，不半时，先下燥矢十数枚，继而溏泻一行，臭秽不可近，旋即汗透周身，一时顷，汗止身凉而愈。病人求补剂以善其后，许叔微谓服大承气汤得瘥，不宜服补剂，补则热复，但糜粥自养可耳。（《伤寒九十论》）

（108）一妇人，体虚，伤寒发热，医滋补之，而病益甚，十余日，其人似死，但脉沉而有滑象，张令韶谓非死证，乃误补邪结胃家实之候。因用调胃承气汤，一服而结粪下，诸症全除，调理而愈。（《续名医类案》）

（109）一人伤寒九日，口不能言，目不能视，体不能动，四肢俱冷，六脉俱无，但按其腹，则病者以手护之，眉皱作楚，按其跌阳大而有力，李士材用大承气汤下燥矢而愈。（《续名医类案》）

（110）一妇人，伤寒十余日，手足躁扰，口目瞷动，面白身冷，谵语发狂。张令韶诊其脉全无，问其症不知，坐视良久，聆其声重而长，即作大承气汤灌服，至黄昏即下黑粪半床，次晨脉出身热，人事已知，舌能伸出而黑。再进小陷胸汤二剂而愈。（《续名医类案》）

（111）方男，病延二候，头晕，阙上痛，渴饮，大便八日不行，脉实，而胸痛彻背。曹颖甫用大承气汤加瓜蒌实，一剂得下，胸膈宽舒，惟余邪未净，头尚晕，乃去硝、黄，再剂而愈。（《经方实验录》）

（112）陈男，发热有汗，阙上痛，右髀牵掣膝外痛，渴饮，时欲呕，腹满不大便，舌苔黄燥，脉滑。曹颖甫用大承气汤加吴茱萸、黄连，虽下燥矢，而阙上仍痛，仍时欲呕而痰多，改用小半夏汤加硝、黄，下后痛定呕止知饥，因自食红枣数枚后，顿觉胸闷，夜中谵语昏晕，改用酸枣仁汤加减，病益剧，谵语不止，阙上复痛而渴饮，乃用白虎汤加洋参、花粉、滑石、牡蛎，服后阙上痛定，渴饮渐止，夜无谵语，守原方再进而愈。（《续名医类案》）

（113）一人伤寒五日，下利不止，按脐则痛，懊恼，目胀，脉沉数。李士材认为协热下利，中有燥矢，用小承气汤倍大黄予之，果下燥矢而愈。（《续名医类案》）

（114）吴妇，病六七日，壮热，头汗出，大便闭，而腹不胀满，满头剧痛，不言语，目张瞳神不能瞬，人过其前，亦不能辨，脉大。曹颖甫急投大承气汤一剂而愈。（《经方实验录》）

《伤寒论》阳明病承气方证有三，即大、小承气汤证和调胃承气汤证。从有关条文来看，大承气汤证以潮热汗出、谵语、腹胀满痛、不大便、脉沉实为主症。小承气汤证以潮热汗出、谵语或烦躁、腹满、不大便、脉滑而疾为主症。调胃承气汤证以蒸蒸发热、谵语或心烦、腹胀满为主症。这三证都属阳明腑证，都是因为阳明腑中燥热结实和气机壅滞所致。所谓"承气"二字的含义，主要是攻下胃家的实邪，泻阳救阴，以恢复胃主降（胃气以下行为顺）的职能。必须看到，承气汤中大黄苦寒，荡涤实热，以承顺胃气是主要的，而枳实、厚朴苦温，行气导滞，以承顺胃气则是次要的，所以承气三方必用大黄，而调胃承气则不需枳、朴。因此，如果仅以承气汤中的枳、朴来理解承气的含义，是不够深刻的。但承气汤三方的作用同中有异，调胃承气汤中大黄与芒硝并用，以泻热润燥，软坚通结，而不用枳、朴以行气导滞，可知是主治燥结较甚而气滞不甚的阳明腑证；小承气汤中用大黄泻热通结为主，并用枳、朴行气导滞为佐，而不用芒硝以润燥软坚，可知是主治燥热不甚而气滞较甚的阳明腑证；大承气汤中既用大黄、芒硝以泻热润燥，软坚通结，又用枳实、厚朴以行气导滞，可知是主治燥热结甚和气机滞甚的阳明腑证。一般以痞、满、燥、实、坚五字来区分三承气汤证，亦即此意。因为燥、实、坚即燥热结实之意，痞、满即气机壅滞之意。大承气汤证痞、满、燥、实、坚俱全，亦即上述燥热结甚而气机滞甚之意；小承气汤证以痞、满为主，亦即上述燥结不甚而气滞较甚之意；调胃承气汤以燥、实为主，亦即上述燥结较甚而气滞不甚之意。

今就上列各案分析如下：

104案潮热谵语，五日不大便，腹痛拒按，舌苔黄燥，脉象沉实，是大承气汤证已具备，本可立即投以大承气汤攻下，但医者为慎重计，先投小承气汤试探，在探得腹中转矢气后，才放胆改用大承气汤攻下而愈。《伤寒论》第209条："阳明病，潮热，大便微硬者，可与大承气汤，不硬者，不可与之。若不大便六七日，恐有燥矢，欲知之法，少与小承气汤，汤入腹中转矢气者，此有燥矢也，乃可攻之，若不转矢气者，此但初头硬后必溏，不可攻之，攻之必胀满不能食也。"可见本案严格地遵守了本条的理法。

105案潮热自汗，大渴引饮，烦躁谵语，腹胀拒按，大便不通，苔燥，脉滑实，是阳明腑证已具备。其小便短数者，是因阳明燥热熏灼膀胱所致。由此可见，《伤寒论》中承气汤证，所谓大便硬，小便利，不能机械地理解为小便畅利，更不能误认为是小便清长。因为事实上，热结阳明，小便多是短数黄赤。即使阳明腑热不甚的大便硬，小便利，其尿色也多黄赤而绝非清白，论中第56条明言："其小便清者，知不在里，仍在表也。"明示承气汤证小便不清。其目肿如桃，头痛如劈，是因阳明经脉荣于头面而夹鼻络目，阳明腑热熏蒸于上而致。并可推知，不仅目赤肿痛，而且多兼鼻干。阳明热证头痛，一般是胀大而痛，甚则如破如裂而痛。本案头痛如劈，可知阳明里热极盛。其舌绛，是因为阳明内热由气分波及血分。综上以观，本案阳明腑证，不仅兼涉于经，而且波及于血，热邪极为猖獗。但因病机重心在腑，故专主大承气汤下燥屎而愈。

106案但热不寒，胸满腹痛，大便旬余不通，口渴舌黑，脉沉数实，是阳明腑证已具备。且从舌黑（必然是焦枯之黑，而绝非润滑之黑）来看，可知阳明腑热已极。因为阳明热证的舌苔，一般多是黄燥的。且其黄苔，多随阳明邪热的轻重而有深浅厚薄之分，即热轻的黄苔色浅而薄，热重的黄苔色深而厚。如果其热已极，则必由深黄干燥而转变成焦黑。正由于本案阳明腑热已极，故用大承气汤主治，而投方立应。其所以症见两耳无闻者，是因浊道不通，邪热熏蒸，上涸清窍所致。由于阳明经脉络目过耳前，所以多见目痛目赤甚至目中不了了、睛不和之症，甚或波及于耳而见耳聋之症。本案还有值得注意的是产后用大承气汤的问题，由于谚语有"胎前一炉火，产后一盆冰"之说，致使某些医生抱有胎前多热证、产后多寒证的成见。本案的大承气汤证见于产后，说明上述谚语，只能供作参考，绝不可以拘执。

107案伤寒五六日，而现身热无汗，大便不通，脉洪大而长等症，显属伤寒化热传入阳明。从其服大承气汤后下燥屎十数枚来看，可知在服药前，必有腹胀满痛（而且比较剧烈）之症，也只有如此，才能使用大承气汤。如果在服药之前，虽有大便不通而腹无所苦，那就绝不可以妄行攻下，当考虑用白虎汤，因为身热，脉洪大，多见于阳明经证。由此可见，阳明经腑热证在临床上，常常同时出现，必须细心审辨其病机重心何在，如病机重心在经，即用白虎汤，如病机重心在腑，即用承气汤。

本案叙症欠详，如果不从方效上去推测，则大承气汤的主症不明，就不足为法了。本案还有两点值得注意：①只要病属阳明腑实证，虽高年亦可大下。且必须注意医家和病家的合作问题。本案高年病阳明腑实证，虽然医者大胆投以大承气汤，但病者心存疑虑，仅服其半，以致病重药轻而无效。医者询知后，乃亲视再进一服始获效。这种认真负责而极其细致的医德医风，是值得我们学习的。②阳明腑实证，服大承气汤得瘥后，不宜进补，补则热复，但宜糜粥自养。这个经验，值得珍视。因为实热证初愈，"炉烟虽熄，灰中有火"，骤进补剂，必致死灰复燃。何况阳明腑实证，正气本强，经用攻下后，邪既解除，正自易复，也没有补的必要。此时糜粥自养，是一个极其妥善的方法，因为糜粥在扶养元气之中，兼有清解余热的作用。

108、109、110 三案应合看，并应与 99 案对照，因为它们都属于阳明热厥证。阳明热厥证的病机，也有偏经和偏腑之别。偏于经的，宜清以白虎，即《伤寒论》第 350 条所谓"伤寒脉滑而厥者，里有热，白虎汤主之"，如 98 案是其例；偏于腑的，宜下以承气，即《伤寒论》第 335 条所谓"前热者后必厥，厥深者热亦深，厥微者热亦微，厥应下之"，如 108、109、110 案是其例。

99 案已分析如上，今就 108、109、110 三案分析如下：

108 案因体气素虚而伤寒发热，医误从内伤治而滋补之，闭门养盗，致使邪热深结阳明，而现热深厥深之证，其人似死（可见由肢厥发展到了体厥），而脉现滑象。此时医者下以调胃承气汤，必因便秘日久，而腹呈胀满。其所以不用大承气汤者，是因其人体气素虚，虽热结已实，而未敢峻下。本案辨证的关键在于切脉。

109案伤寒九日，口不能言，目不能视，体不能动，四肢俱冷，六脉俱无，极似病陷阴经的死证。但按其腹部，患者拒之以手，且皱眉作痛苦状，诊其趺阳脉大而有力，足见病非死证，而属热结阳明胃家实之候，故医者毅然投以大承气汤，下燥屎而愈。本案辨证关键在于按腹和切脉。凡寸口脉伏不见者，一般多诊趺阳脉以决生死，颇有参考价值。

110案伤寒十余日，面白身冷，谵语发狂，手足躁扰，口目眴动，寸口无脉，似虚似实，难以判断，医者因此坐视良久，及闻其声重而长，才断定病属阳明热厥实证，而投以大承气汤，下燥屎而愈。其所以后进小陷胸汤者，必因胃中尚有痰热内结，而现有小结胸证。本案辨证关键在于闻声。

综上以观，三案热厥脉伏神昏，医者在虚实难分的时候，很细心地从按腹部、诊趺阳脉、闻声音辨明了真相，从而挽救了病人的生命，这是值得我们很好地学习的。

但这三案主要靠闻、切两诊，尚嫌不足，其实望（尤其是望舌苔）和问两诊仍然可以进行。阳明热厥证望舌苔是很重要的，因为热厥重证通体冰冷，极似阴证，脉伏难凭，惟舌苔最可凭借。从110案下后脉出、神清、舌能伸出而黑来看，可知在下前是完全可以凭望舌苔（一般阳明热厥证的舌苔多是老黄干燥甚至焦黑起刺）来判明其寒热虚实的。虽然在神昏口噤的情况下，望舌苔有困难，但这个困难是完全可以设法克服的。至于问诊，虽因患者神昏无法问其本人，但可向其家人询问，也可获得某些佐证来帮助诊断。

111 案病至十日，渴饮，大便八日不行，脉实，是大承气汤证已具备。其所以头晕、阙上痛者，是因阳明邪热上蒸于头面而阳明经气不舒（阳明经脉荣于头面）所致。阙在两眉之间，为阳明经脉循行的部位，且阙上痛也就是阳明病的标志之一。其所以胸痛彻背者，是因痰热阻于胸中，这是本案的兼证，而非本案的主证。因此之故，医者乃在大承气汤中加入瓜蒌实（即连壳连仁用的全瓜蒌），于攻下中兼行清化。由于加药得当，故仅服一剂，即得下而腹宽神爽。

112 案发热有汗，渴饮，阙上痛，右髀牵掣作痛（阳明经脉经过右髀及膝外），腹满不大便，舌苔黄燥，脉滑，是阳明腑实证已具备。由于症兼时时欲呕，故医者在大承气汤中加入吴萸、黄连（本来《伤寒论》第 204 条有"呕多虽有阳明证不可攻之"之训，故医者有此加法）。但服后虽下燥屎，而阙上仍痛，且呕而痰多，医者始知呕为痰阻、胃不和降所致，乃改用小半夏汤加硝、黄，以治痰为主，兼泻阳明。服后痛定呕止，邪去胃安，而知饥思食。但因里热未尽，故误食温补的红枣而里热复炽，顿觉烦闷，夜且谵语，昏晕欲绝。医者此时辨证忽认实作虚，妄投酸枣仁汤以补养之，致使其病益剧，而谵语不止，渴饮、阙痛复作。因即改用白虎汤加味以救其误。其所以不再用承气，而改用白虎者，是因已用承气下其燥矢，腑热已除，后因误补热复，只见有阳明经热的渴饮、阙痛等症的缘故。幸服后其热即平而愈。本案误补生变，证明了上述 106 案许叔微所谓服大承气汤得瘥后不宜服补剂，补则热复的经验可贵，读者须当切记。

113 案伤寒五日，下利不止，懊憹，目胀，脉沉数，显属协热下利，似乎可用葛根芩连汤主治。但因按脐即痛，可见阳明腑中有燥矢，是属热结旁流证，故医者投以小承气汤倍大黄，下燥矢而愈。本案实足为《伤寒论》第 374 条"下利谵语者，有燥矢也，宜小承气汤"的有力注解。

114 案病已六七日，壮热，头汗出而剧痛，不言语（非不能言，而是不欲言，因为满头剧痛，必然喜静恶动，言则动而增痛），目张瞳神不能瞬，人过其前亦不能辨，大便虽闭而腹不胀满（中无燥矢），脉大（必有力），是因阳明湿热熏蒸，浊道不通于下，清窍被灼于上所致。但病至目不能瞬，人不能辨，足见火亢极而水欲竭，故医者急投大承气汤，抽薪于釜底，泻火而救水（亦即所谓"急下存阴"）。本案实足为《伤寒论》第 252 条"伤寒六七日，目中不了了，睛不和……急下之，宜大承气汤"的有力注解。

茵陈蒿汤证

（115）一人，伤寒八九日，身目皆黄，鼻目皆痛，头项两膊及腰皆强急，大便涩，小便如金，脉紧数。许叔微投以茵陈蒿汤调五苓散，数日而差。（《伤寒九十论》）

（116）万某，酒客，壮热不退，面目遍身黄如老橘，口渴思饮，大小便闭，舌苔黄燥，脉数而实。陈作仁用茵陈蒿汤加厚朴、木通，二剂两便俱通，黄亦稍退，脉转柔和。守原方去木通，加茯苓、六一散，再进二剂，至四日黄退其半。因年高气弱，于原方去大黄，

加薏仁，又服四剂，未十日而黄全退。（《全国名医案类编》）

《伤寒论》茵陈蒿汤证分见于第236、260条，以发热、身黄如橘子色、小便不利、身无汗、但头汗出、口渴、腹满为主症，是因阳明湿热郁蒸而热盛于湿所致，茵陈蒿汤具有清下阳明湿热的作用，故能主治本证。

今就上列两案分析如下：

115案伤寒八九日，身目皆黄，鼻目皆痛，大便涩，小便如金，脉数，是茵陈蒿汤证已具备。但从头项两膊及腰皆强急而脉紧来看，可知太阳尚有寒邪凝滞，以致太阳经气不舒。由于病属阳明湿热郁蒸，而兼夹太阳寒邪，故医者用茵陈蒿汤调服五苓散收到速效。又从本案发黄而鼻目皆痛、大便涩来看，可知湿热不仅郁蒸于阳明之腑，而且弥漫于阳明之经。茵陈蒿汤为阳黄主方，其中茵陈蒿一药，具有外透、内清、下渗的作用，实为湿热充斥于阳明经腑而发黄的主药。此药对阳黄平稳可靠，可以大量使用。

116案首先指出患者为"酒客"，表明其人素有湿热内蕴（就多数酒客而言是这样，当然也有少数酒客并无湿热内蕴），这是本案发黄的病根所在。从本案所现面目遍身黄如老橘、壮热口渴、大小便俱闭、舌苔黄燥、脉象数实等症来看，可知是属阳明湿热郁蒸而热盛于湿的重证，故医者于茵陈蒿汤中，加厚朴助大黄以通大便，加木通助茵陈以通小便（同时木通也有通大便的作用），服两剂而二便俱通，黄即稍退，守方加减再进六剂，未十日而黄全退。似此重症，八日竟功，其效之高，殊堪赞叹。

栀子柏皮汤证

（117）张某，脉沉，湿热在里，郁蒸发黄，中痞恶心，便结尿赤。叶天士用栀子柏皮汤去甘草，加姜半夏、生姜汁、枳实、杏仁、生石膏治愈。（《临证指南医案》）

《伤寒论》第261条："伤寒，身黄发热，栀子柏皮汤主之。"本证是因阳明湿热郁蒸而热盛于湿所致。栀子柏皮汤具有清解阳明湿热的作用，故能主治本证。本案发黄、便结、尿赤而脉沉，显属湿热郁蒸于阳明之腑而热盛于湿者。医者因其中脘痞满，故在栀子柏皮汤中去甘草，而加枳实、杏仁，以宣降疏利其气机。因其恶心，故加半夏、生姜汁，以和胃降逆。且其中痞恶心，是因湿郁中焦所致，而杏、枳、姜、半的宣疏和降，实为开中焦之湿郁以畅利脾胃气机的良法。湿郁既开，热自易解。至其所加用之辛寒的生石膏，清中有透，又为栀、柏所不及。此一加减，甚为完善，是真善用仲景方者，所以药到病除。

麻黄连翘赤小豆汤

（118）一人伏暑湿热发黄，腹微满，小便不利，身无汗。王旭高用麻黄连翘赤小豆汤去生梓白皮、甘草、生姜、大枣，加豆豉、薄荷、赤茯苓、厚朴、枳壳、通草、神曲治愈。（《柳选四家医案》）

（119）刘某，初病发热恶寒，头晕烦闷，延至三日，面目发黄而色鲜明，身无汗，小便短少，食减，舌苔黄腻，脉浮滑数。一医先用麻黄连翘赤小豆汤，一剂即汗出而恶寒罢，诸症见减，惟面目仍黄，乃改用栀子柏皮汤，二剂面黄大减，惟目黄依然，再进二剂而痊愈。（《函讯》）

《伤寒论》第262条："伤寒瘀热在里，身必黄，麻黄连翘赤小豆汤主之。"本证是因阳明湿热郁蒸而热盛于湿且邪郁表实所致。麻黄连翘赤小豆汤具有清利宣透的作用，故能主治本证。

今就上案分析如下：

118案发黄而身无汗，可见湿热内蕴而邪郁表实，故加豆豉，助麻黄、杏仁以开表透湿，并加茵陈、赤茯苓、通草，助连翘、赤小豆以清热利湿，和枳、朴、神曲宣化疏利以行气导滞。至其所以去生梓白皮、甘草、生姜、大枣，可能是因后三药甘温能助湿热，前一药虽为麻黄连翘赤小豆汤中清透湿热以退黄的要药，或因后世少人应用，药肆不备之故（但这是不应该的，我们必须设法扭转这一不良倾向，认真地继承和发扬，务求不使良药湮没）。由于这一加减对证，故能获效。

119案发热，面目黄如橘子色，而恶寒、无汗、脉浮，可见是因阳明热盛于湿而邪郁表实所致。故医者先投麻黄连翘赤小豆汤，一剂即表开汗出而恶寒解除，再进栀子柏皮汤四剂，面目黄退而愈。由此可见，栀子柏皮汤退黄似优于麻黄连翘赤小豆汤，当然，如果没有麻黄连翘赤豆汤开表在前，栀子柏皮汤也难迅速收效于后。因此，本案对两方的先后使用方法，是值得我们学习的。

少阳病

小柴胡汤证

（120）黄妇，寒热往来，心烦喜呕，默默不欲饮食。谭维之用小柴胡汤三剂治愈。（《函讯》）

（121）钟某，寒热往来，胸胁苦满，不思饮食，心烦喜呕，脉弱。陈清和用小柴胡汤三剂治愈。（《函讯》）

（122）张某，体素虚弱，容易感冒，近因感冒愈后，每日午后微寒微热，而有冷汗，头昏，神疲肢软，胸闷食减，口干，舌苔微黄，脉象浮弦。苏树荣用小柴胡汤五剂治愈，最后服八珍汤调理康复。（《函讯》）

（123）王某，初病恶寒、头痛、身痛，自用葱豉汤汗愈后，嗜卧不起，已十余日，胸胁满痛，脉浮细。周稳和用小柴胡汤二剂治愈。（《函讯》）

（124）胡某，伤寒十六日不解，寒热往来，日夜十余次。万密斋用小柴胡汤合栀子豉汤治愈。（《续名医类案》）

（125）孔某，伤寒，头痛自汗，身大热而恶热，治愈半月后，忽又寒热大交作。许叔微用小柴胡汤加桂枝治愈。（《伤

寒九十论》）

（126）张某妻，寒热间作，口苦咽干，两侧头痛，默默不欲食，眼中时见红影动。齐秉慧用小柴胡汤加羚羊角、当归、香附，数剂治愈。（《齐氏医案》）

（127）齐女，寒热往来，每夜将合眼即惊叫而醒，爬人身上，且哭且怕，十余夜不能入寐。齐秉慧用小柴胡汤去黄芩（因无口苦、咽干症），加茯苓、远志、竹茹、琥珀，一剂而安。（《齐氏医案》）

（128）董某，伤寒数日，两胁夹脐痛不可忍。许叔微以小柴胡汤而痛止，续得汗解（《伤寒九十论》）

（129）李某，伤寒，苦右胁痛，脉弦急。医进小柴胡汤加桔梗、枳壳无效。万密斋仍用小柴胡汤，但加牡蛎以泄水，一服而痛止。（《续名医类案》）

（130）一妇人，口苦胁胀。龚子才先用小柴胡汤加黄连、栀子少愈，后以四君子汤加柴胡、当归、白芍调理而安。（《续名医类案》）

（131）一男子，因怒，胁下作痛。薛立斋以小柴胡汤合四物汤，并加青皮、桔梗、枳壳治愈。（《续名医类案》）

（132）一妇人，先病恶寒，手足冷，全不发热，两胁微痛，脉八至。王海藏用小柴胡汤倍加姜、枣而愈。（《续名医类案》）

（133）李某，伤寒，恶寒发热，口中气热为火，不绝七八日，目闭不肯开，脉阴阳俱紧，曾经汗下不解。许叔微投以小柴胡汤，五服而愈。（《伤寒九十论》）

（134）马某，夏病发热多日，卒口噤，背反张，两手紧握，目上视，气粗似喘，失溲，不知人事。马云衡急与小柴胡汤去生姜、半夏，加葛根、花粉、竹茹、犀角，灌服其半而呻，尽剂而目徐徐正视，手渐放松，背脊稍软，气息得平，嗥然哭出声，家人为之庆幸。再投轻剂小柴胡汤而愈。（《广东中医药月刊》）

《伤寒论》小柴胡汤证的主条文为第 96、97 条，它以寒热往来、胸胁苦满为主症，并多见有心烦喜呕、默默不欲饮食、口苦咽干、目眩脉弦等症，是因邪犯少阳半表半里，寒热虚实夹杂所致。少阳病禁汗、吐、下法，只宜用和法。小柴胡汤为和法之祖，故为本证的主方。

今就上列多案分析为下：

120、121、122、123、124、125、126、127 八案，都以寒热往来为主症，并都用小柴胡汤为主方治愈。

120 和 121 案都现有往来寒热、胸胁苦满、心烦喜呕、默默不欲饮食等小柴胡汤证的典型症状，故医者均用小柴胡汤获得速效。《伤寒论》小柴胡汤证主条文（如第 96、97 条）详症而略脉，或因：①本证属半表半里证，因寒热虚实夹杂所致，其脉象常随偏表、偏里、偏寒、偏热、偏虚、偏实而不同。②本证往来寒热，寒时和热时的脉象不一，因而无法固定脉象。从这里所选的有关各案来看，其脉象就互不一致。至于上述 121 案的脉弱，当是小柴胡汤证的偏虚者，一般多在方中重用人参。

122 案体素虚弱，容易感冒，近因感冒愈后，每日午后寒热微作而有冷汗，头昏，神疲肢软，胸闷食减，口干，舌苔微黄，脉象浮弦。从其寒热休作有时而脉浮弦来看，显属太阳病传少阳所致。参合其他兼症，可见为寒热虚实夹杂。因此，医者投以小柴胡汤五剂而愈。但因患者素虚，故最后采用八珍汤调补以善其后。

123案初病当系太阳病表寒证，经用葱豉汤发汗后，表证虽除，而嗜卧不起，胸胁满痛，脉浮细，明系病由太阳转少阳之候。故医者根据《伤寒论》第37条"太阳病，十日已去，脉浮细而嗜卧者，外已解也，设胸满胁痛者，与小柴胡汤"之法，采用小柴胡汤，二剂治愈。

124案伤寒十六日不解，邪传少阳，而现寒热往来，日夜十余次之症，故医者用小柴胡汤获效。其所以合用栀子豉汤者，为兼有懊侬之症。在临床实际中，往来寒热的少阳病（尤其是疟疾重症），常见兼有此症，因而小柴胡汤合栀子豉汤的机会不少，而且效果甚佳。有人在往来寒热兼懊侬时，先用栀子豉汤治其懊侬，后用小柴胡汤治其往来寒热，疗效甚为满意，可供参考。

125案伤寒，头痛自汗，身热恶热，治愈半月后复发，寒热大交作，是因为少阳邪气未尽而复感风寒引发之故，所以医者既用小柴胡汤以和解少阳，又加桂枝以发散风寒。

126案寒热往来，口苦咽干，默默不欲食，是小柴胡汤证已具备。其所以两侧头痛者，因少阳经脉上抵头角之故。结合上文太阳病案多头项痛和阳明病案多阙上痛（头额前眉连目眶），可见前人所谓太阳病头痛多连后项，阳明头痛多连额前，少阳病头痛多连两侧，是符合经络学说而有其临床实际意义的。其眼中时见红影动，是因少阳风火上炎所致。因此，医者乃于和解少阳的小柴胡汤中，加入羚羊角以清肝息风而宁魂，并加当归以养肝血，香附以疏木气，数剂而愈。

127 案寒热往来，是小柴胡汤证已具备。其每夜将合眼即惊叫而醒，爬人身上，且哭且怕，十余夜不得入寐，是因胆火内扰而神魂不宁所致。故医者在和解少阳的小柴胡汤中，加入茯苓、远志、竹茹、琥珀以安定神魂。

从上述八案来看，可见小柴胡汤，不仅为治少阳病寒热往来的主方，而且通过灵活加减，还可用于神魂不宁，风木内动之证。

128、129、130、131、132 五案，都以胁痛为主症，并都用小柴胡汤为主方治愈。

128 案，因伤寒数日邪传少阳胆经，并波及厥阴肝经（肝胆相为表里），故见两胁夹脐（当是自脐以下肝经所过之处有引痛）痛不可忍之症。医者投以小柴胡汤，胁与脐痛均止，是因小柴胡汤具有两和少阳与厥阴肝胆木气的作用。

129 案，因伤寒邪犯少阳胆经，并波及厥阴肝经，故现右胁痛而脉弦之症。如果纯属寒热无形邪气内壅所致，投以小柴胡汤必效。今前医进小柴胡汤加桔梗、枳壳（后世医家治胁痛多喜用枳、桔以升降气机，一般来说，是有效的）无效者，必有他故。后医求得其因为寒热无形邪气与有形水饮相结，乃于小柴胡汤中加入牡蛎以泄其水，一服而痛即止。于此可见辨证求因的重要性。《伤寒论》第 96 条小柴胡汤证方后有"若胁下痞硬，去大枣，加牡蛎四两"之说，后医可谓深得其旨。

130 案，胁胀而口苦，可见邪犯少阳，而胆火偏亢。所以医者在和解的小柴胡汤中，加入苦寒的黄连、栀子以泻其火，服后病即少愈。其所以在病少愈时即用四君子汤加柴胡、当归、白芍调理善后，必因其人体素气血虚弱，不宜过服攻邪之剂，而宜中病即止其攻，改用养正达邪为佐之法，以策万全。上述调理之方，既能益气养血，又能调肝健脾，对气血虚弱之体的胁痛，堪称善后良法。

131案因怒伤肝，致肝气不舒而所藏之血亦难以畅行，肝之气血受到阻碍，因而发生胁下作痛之症。故医者采用小柴胡汤以疏达肝气（小柴胡汤既能疏达少阳胆木之气，亦能疏达厥阴肝木之气），合四物汤以畅利血行，加青皮者，助柴胡以速奏疏肝之效，加枳桔者，助柴胡、半夏以恢复升降之机，由于加味得当，故能药到病除。

132案，两胁微痛，固属肝胆之气不舒，而宜用小柴胡汤疏达木气，但从恶寒、手足冷、全不发热而脉数（必无力）来看，其人胃气较虚，故医者于小柴胡汤中倍加姜、枣，以增强温养胃气的作用。

上述五案胁痛证虽然都用小柴胡汤为主方获效，但在具体运用上又同中有异。简括来说，128案因寒热无形邪气壅遏于少阳所致，故用小柴胡汤不须另加他药。129案是因寒热无形邪气兼夹水饮内结所致，故用小柴胡汤必须加牡蛎以泄水。130案是因少阳相火偏亢所致，故用小柴胡汤必须加栀、连以泻火。131案是因气郁血滞所致，故用小柴胡汤必须合四物汤加青皮、枳、桔以畅行气血。132案是因其人胃气较虚所致，故用小柴胡汤必须倍姜、枣以养胃气。

133案，伤寒恶寒发热，脉阴阳俱紧，极似太阳表寒证，但口中气热如火不绝七八日，且目闭不肯开，可见内火炽盛，并可推知其火发自少阳。因为目闭不肯开，即少阳病目眩的主症，由于目眩，开眼即感不适，所以目闭不肯开。口中气热如火不绝，是少阳相火上炎所致。脉阴阳俱紧的紧脉，即是弦脉（《伤寒论·辨脉法》中有浮紧即弦之说），而弦脉与目眩、口中气热如火同时出现，显属肝胆木火亢旺之象。更从本案以经汗下不解来看，也可知病不在太阳和阳明，因为如属太阳表寒，则汗后当解，如属阳明里热，则下后当解。其病既不在太阳和阳明，自然就在少阳了。因此，本案实属寒郁热于少阳所致，故医者投以小柴胡汤五服而愈。

134案，夏病发热多日，而卒口噤，背反张，手紧握，目上视，气粗，失溲，人事不知，显属痉病。而痉病的主要原因是风（《内经》有"诸暴强直，皆属于风"之说）。本案是因发热多日，津液耗伤，热极生风所致。而肝胆是属木主风的，因此，医者灵活运用小柴胡汤，去生姜、半夏之辛温，以免助热灼津，加葛根、花粉、竹茹、犀角之甘咸寒，以生津清热，凉血息风，乃使小柴胡汤变成为入肝胆以清热息风的妙剂，故灌服其半即苏醒呻吟，尽剂即目正身柔气平，再投轻剂小柴胡汤而愈。由此可见，柴胡性味苦平，只有调和肝胆木气郁逆之功，而绝无助热劫阴之弊。本案用柴胡而配以生津柔筋、清热凉血的犀角、葛根、花粉、竹茹等甘咸寒药，则尤为妥当。其原方中的人参、甘草、大枣，与上述甘咸寒药相伍，也绝无温补助热之弊，而只有滋生津液、缓肝柔筋之功。

（135）朱某，伤寒六七日，自颈以下无汗，手足厥冷，心下满，大便秘结，脉沉紧。许叔微投以小柴胡汤，大便得通而愈。

（《伤寒九十论》）

（136）林某，因积寒腹痛，治愈数日后，神思郁结，胸腹不快，每日食粥二三次，大便溏，日二三行，杂治兼旬，渐剧。一医用小柴胡汤八剂，下结粪十数枚而愈。（《伤寒九十论》）

《伤寒论》第148条："伤寒五六日，头汗出，微恶寒，手足冷，心下满，口不欲食，大便硬，脉细者，此为阳微结，必有表，复有里也，脉沉不在里也，汗出为阳微，假令纯阴结，不得复有外证，悉入在里，此为半在里半在外也，脉虽沉紧，不得为少阴病，所以然者，阴不得有汗，今头汗出，故知非少阴也，可与小柴胡汤，设不了了者，得屎而解。"本条主要论述少阳病阳微结证治，它以头汗出、微恶寒、手足冷、心下满、口不欲食、大便硬、脉细沉紧为主症，宜用小柴胡汤和解少阳，上焦得通，津液得下，结者自散，大便自通。

今就上列两案分析如下：

135案伤寒六七日，头汗出，自颈以下无汗，手足厥冷，心下满，大便秘结，脉沉紧，是少阳病阳微结证已具备，而且很典型，故医者投以小柴胡汤大便通而愈。

136案，积寒腹痛，治愈数日后，而神思郁结，胸腹不快，饮食减少，大便溏泻，可见病非真愈。杂治兼旬，而病渐加剧，又可见其胸腹不快、饮食减少、大便溏泻等症，非一般脾虚湿困或中焦虚寒所致，也就是非一般平胃、理中等汤所能取效。虽然前医杂治的情况不明，但不难推知，其中可能包含着偏温或偏补之治。因为本案病有燥矢内结，误投温补，必致增剧。后医投以小柴胡汤下燥矢而愈，真乃高手！其所以用此法，很可能是从前医误用温补增剧看出非太阴虚寒证，而转从实热证考虑。但阳明实热证当大便硬，不当大便溏，因而有可能想到《伤寒论》第229条"阳明病，发潮热，大便溏，小便自可，胸胁满不去者，与小柴胡汤"和第148条"设不了了者，得矢而解"。从本案先大便溏而后下燥矢来看，可见亦属热结旁流之证，其所以不用承气汤者，或因病属少阳阳明同病之故。又本案的神思郁结，胸腹不快，很可能是胸腹连胁满闷不快。

（137）黄妇，月事适来，感寒中断，往来寒热，少腹及胁下痛，手不可近，舌苔白暗，脉象弦缓。肖琢如用小柴胡汤去人参，加当归、芍药、桃仁、红花、荆芥炭，二剂下黑粪而愈。（《全国名医验案类编》）

（138）一妇人，伤寒寒热，夜则谵语，狂躁不宁，已作结胸。许叔微谓当急行小柴胡汤，或刺期门，如此治愈。（《伤寒九十论》）

（139）王女，伤寒七八日，喉中痰涎如锯，目瞑不知人。许叔微询知初病经水适来，因发热而自止，夜间谵语，乃先治其痰涎，醒后，即以小柴胡汤加生地，三投热除而愈。（《伤寒九十论》）

《伤寒论》热入血室证分别见于第148、149、150、221条。主要是因妇人伤寒中风，经水适来，而热入血室所致，它以发热恶寒或寒热发作有时如疟状，经水适来适断，入暮谵语，胸胁下满如结胸状为主症，以小柴胡汤为主方治疗，或刺期门穴。

今就上列各案分析如下：

137案临经恶寒，来而中断，往来寒热，胁下及少腹疼痛不可近手，舌苔白暗，脉象弦数，是热入血室证已具备。从其少腹疼痛不可近手来看，可知瘀血结甚。故医者在小柴胡汤中，去掉壅补的人参，加入归、芍、桃、红、荆芥炭以活血行瘀，连进二剂，血随粪下而愈。本案所下黑粪，即瘀血渍粪变黑所致。方中所加的荆芥，不仅能散瘀消结，而且能祛风散寒，甚合本证。但从荆芥炒黑止血、生用散瘀的一般经验来看，本案似以生用为佳。

138 案的热入血室证很典型，故依法采用小柴胡汤和刺期门而治愈。从本案已作结胸来看，可知必有心下满痛症，伴随胸胁下满症同时出现。由于病属热入血室，而非痰热结于气分的结胸可比，所以不用陷胸等方。由此可见，结胸亦有柴胡证，须当切记。

139 案伤寒发热，经水来而中止，夜间谵语，是热入血室证已具备。但因喉中痰如锯，目瞑不知人事，故医者先治其痰涎，在痰平苏醒之后，再投以小柴胡汤加生地，三服而愈。其所以用生地者，是因生地不仅能凉血清热，而且能活血行瘀，《本经》言其能逐血痹积聚。

大柴胡汤证

（140）熊女，发热，汗出不解，烦渴谵语，心下痞硬，腹满，呕吐下利，脉沉实。胡士杰投以大柴胡汤，三服痊愈。（《函讯》）

（141）一人，其初心烦喜呕，往来寒热。医初以小柴胡汤予之，不除。许叔微诊得脉洪大而实，乃改用大柴胡汤，二服而愈。（《伤寒九十论》）

（142）王某，伤寒十余日，往来寒热，心烦喜呕，医投小

柴胡汤不应。龚经界改用大柴胡汤，三服而愈。（《函讯》）

《伤寒论》大柴胡汤证，是因为邪结少阳与阳明所致，宜用和解兼下的大柴胡汤，以两解其邪。本证如果但用小柴胡汤和解少阳，或但用承气汤攻下阳明，治一遗一，病必不除。例如，141案当初见往来寒热、心烦喜呕的少阳证时，前医忽略了阳明里热结实的洪实之脉，而单用小柴胡汤和解少阳，故病不除。后医注意了阳明里热结实的洪实之脉，乃改用和解兼下的大柴胡汤以两解少阳阳明之邪，故二服而愈。又142案亦属此例，但叙症不如141案详明而已。至于140案的发热，汗出不解，烦渴，谵语，心下痞硬，腹满，呕吐下利，脉沉实，更与《伤寒论》第165条"伤寒发热，汗出不解，心中痞硬，呕吐而下利者，大柴胡汤主之"相吻合，故其病虽重，而收效甚速。

柴胡加龙骨牡蛎汤证

（143）一人发热，胸闷不食，大便不通，小便不利，身重汗少，心悸而惊。张意田先予疏散消食药，不但病不为减，反加谵语叫喊，脉弦而缓，后乃改用柴胡加龙牡汤而愈。（《名医类案》）

（144）曾某，高年病疟，午后先寒后热，入暮微汗而退，前医汗补杂治十日，恶寒虽罢而发热不休，无汗身重，神昏谵语，目瞑唇紫，时咳而喉间痰鸣，心下痞满，脐间筑筑而动，遗矢恶臭，脉大而实。陈子厚投以大柴胡汤加龙牡（并在服本方前先服西洋参三钱），头煎服后，夜半便行两次，溅然汗出，热退神清，

能啜薄粥一小碗，次日服二煎后，已能行动，惟仍时咳，饮食未进，脉细而软，乃改用六君子汤调理而愈。(《广告中医药月刊》)

（145）马妇，因与人发生口角被殴，少腹伤痛，而痞满拒按，月余未见潮信。午后潮热，神昏谵语，时似畏缩（即惊悸之象），面色青黄，目闭，唇红，气粗似喘，小便少，大便数日不行，脉小而紧。马云衢即与柴胡加龙牡汤去半夏加桃仁，并以辰砂易铅丹，服没腹中辘辘有声，下黑色臭秽之溏粪盈碗，腹满消，谵语止，二剂去桃仁、大黄，服后热退神清。改用芍药甘草汤加丹皮、丝瓜络、柴胡，服后即能起床。最后服人参数次而愈。(《广东中医药月刊》)

《伤寒论》第107条："伤寒八九日，下之胸满烦惊，小便不利，谵语，一身尽重不可转侧者，柴胡加龙骨牡蛎汤主之。"本证是因伤寒邪传少阳，并涉及厥阴，而神魂不宁所致，故宜用柴胡加龙骨牡蛎汤和解少阳，安定神魂。

今就上列各案分析如下：

143案，发热，胸满，惊悸，谵语，身重汗少，小便不利而脉弦，是柴胡加龙骨牡蛎汤证已具备。因邪陷少阳与厥阴，木郁不舒，神魂不宁所致。其所以不食、便闭者，由于木郁则土困之故。医者先误从太阳与阳明论治而行疏散消导之法，所以不但无效，反而增剧，后乃改用柴胡加龙骨牡蛎汤，从少阳与厥阴论治而愈。

144案，高年病疟，前医杂治十日，邪热由少阳陷入阳明与厥阴，故见但热不寒、身重无汗、目瞑谵语、小便少、唇紫、心下痞满、脐间动筑、遗矢恶臭、脉象实大等症。后医之所以不用小柴胡汤加龙牡，而用大柴胡汤加龙牡者，当是由于阳明腑中热实之故。因为大柴胡汤即小柴胡汤去人参、甘草，加大黄、芍药枳实而成，本方去掉了人参，就更适合于病陷少阳、厥阴而阳明腑中热实之证。至于在服本方前所进的西洋参，与人参不相同。因为人参甘温，补中益气，属温补之品，能助实热，而西洋参甘寒，生津养气，属清补之品，不碍实热。正由于本方运用恰当，故仅服一剂，即邪退而正安。最后因为时咳食少，脉细而软，脾肺气虚，而用六君子汤善后，亦颇得法。

145 案，潮热，谵语惊悸，面色青黄，目闭，小便少，大便闭，脉小而紧（应作弦看），是柴胡加龙骨牡蛎汤证已具备。但因为被殴打，少腹伤痛，痞满拒按，经水月余不至，内有血结，故医者于柴胡加龙牡汤中加入桃仁以破其瘀血。至其用辰砂易铅丹，更妙，因为辰砂镇定神魂的作用实优于铅丹。但半夏似不必去掉。正由于本方运用恰当，故仅服一剂，即下黑粪，而腹满消，谵语止。二剂去桃仁、大黄，再服即热退神清。改用芍药甘草汤加丹皮、丝瓜络、柴胡，于养血中引血，兼以疏和肝胆木气。最后才用人参大补元气。治疗层次井然，稳步取效，值得学习。

黄芩汤证

（146）钱某，滞下脓血，日数十行，里急后重，发热恶寒，粒米不进，脉沉滑数。陈作仁用黄芩汤加减，四剂治愈。（《全

国名医验案类编》)

（147）辛某，胃痛经年，久治不愈，痛时喜用手熨，喜饮热汤，舌苔薄白而滑，舌尖不红，脉沉而有力。医进温药无效。刘翔云询知口苦甚，乃用黄芩汤去大枣，加栀子，二剂大减，六剂痊愈。（《函讯》）

《伤寒论》黄芩汤证见于第172条，以自下利为主症，是因太阳与少阳合病所致。这里所谓太阳少阳合病，其病机重心实在少阳，应以少阳相火偏亢为主，而兼土中蕴有湿热。由于少阳相火偏亢，而土中蕴有湿热，胆火下迫肠间，故见自下利症。凡一般湿热下利之证，多是频而不爽，因为热被湿遏，湿被热蒸，酝酿胶黏而郁土中。黄芩汤以黄芩清泻少阳胆火为主，并能燥湿，芍药（当用白芍）既能平木清热，又能利小便以泄湿，甘草（当用生甘草）、大枣具有缓木和土的作用，本汤以清泻少阳胆火为主，故能主治本证。这也就是后世医家推之为治疗少阳胆腑相火上炎的口苦、咽干、目眩主方的理由所在。

今就上列两案分析为下：

146案滞下脓血日数十行，里急后重，发热恶寒，粒米不进，脉沉滑数，显属湿热下注而热盛于湿之候。古无痢疾之名，痢疾实包含在下利证中，如《伤寒论》中的黄芩汤证和白头翁汤证的下利，就包含着后世所谓痢疾在内。从本证的病位来看，显然是湿热蕴于土中（阳明胃肠），但从其病机来看，又多与木（肝胆）有关，因为下利而里急后重，实由木逆土中所致，故善治痢疾者，不仅在于治土（清胃肠），而更在于治木（和肝胆）。由于黄芩汤在清解湿热（偏于清热）中又可调和肝胆木气，所以治疗湿热下利有良效，故后世医家一致推之为治痢祖方，而后世很多痢疾方剂大都由此化裁而出。也正因此，本案经服黄芩汤加减四剂后即愈。这里值得一提的是，后世治疗痢疾的里急后重症，一般喜用柔缓的芍药甘草汤（而且多用大剂），往往服后即能收到下痢松快（数减量增）的捷效，我在临床实践中曾经历验不爽，真乃良法。而黄芩汤方恰好包含着芍药甘草汤在内，因而更为后世医家所喜用。至于本案痢疾兼见的恶寒发热症，医者认为是因痢疾初起兼表所致，故在黄芩汤中作了必要的加减，主要是在兼有表证时加了疏散药，而当疏散表解后，即去掉疏散药，这也是很得法的。

147案，胃痛经年，久治不愈，痛时喜用手熨，喜饮热汤，舌苔白滑，舌尖不红，极似寒证。前医投以温药，似应有效，其所以无效，必有别故，后医经过细心诊察，问得其症口苦甚，切得其脉沉而有力，乃断其病属热证，而采用黄芩汤，去大枣之温，加栀子之寒，经年痼疾，八剂而瘳，经方伟效，殊堪赞叹。胃痛为临床常见之证，一般来说，其病机多属木（肝胆）土（脾胃）不和，既有属寒宜温的，也有属热宜清的，还有属寒热错杂而宜温清并用的。但不论属性如何，大都宜木土同治，而且治木往往是更重要的一面。我临床时，凡遇胃痛属木土不和的热证，常用黄芩汤为主方获得良效。其辨证要点是：胃痛有灼热感，口苦，大便结，舌苔黄，脉弦数。其用药变化是：方虽以黄芩为主药，但其中白芍、甘草（均应生用）宜重用，大枣宜少用或不用。并可随宜合用金铃子散（金铃子、延胡索）或失笑散（蒲黄、五灵脂）等，疗效更佳。

太阴病

理中汤（丸）证

（148）曹某，伤寒六七日，自利，腹满而痛，呕吐，食不下，身温，手足热，脉沉细。许叔微先用理中丸，后用五积散，数日而愈。（《伤寒九十论》）

（149）一人，夏月一夕，上吐下泻，身冷，汗出如洗，烦躁。许叔微先以香薷饮定之，再进理中剂而愈。（《伤寒论九十论》）

（150）李女，呕吐下利，舌黑如煤，畏寒不渴，体丰脉弱。王孟英用理中汤加附子，数剂而愈。（《霍乱论》）

（151）赖妇，一夕暴发吐泻，急用灸法未止，两目下陷而不欲开，少气声怯，面青唇紫，指甲灰暗，无热身寒而有微汗，肢厥蜷卧，口淡，肠鸣，少腹下陷，小便不通，舌苔白润，脉象沉微。陈逸荪先投理中汤加附子，一剂即肢温吐止，但小便仍未通。再剂去附子，加茯苓，服后利止尿通，精神转佳，食粥半碗。三剂去干姜，减白术，服后病渐向愈。惟时噫气，改用旋覆代赭汤，一剂而噫气除。最后用香砂六君子汤竟功。（《函讯》）

（152）谢男，大便溏泻月余，日二三次，完谷不化，食油腻生冷物则较甚，腹中隐痛，肢倦神疲，舌苔白腻，脉象缓弱。王益民投以理中丸一料，早晚各吞服三钱，服完即大便成条，而诸症痊愈。（《函讯》）

（153）王某，泄泻年余，日八九次，完谷不化，肠鸣，腹稍胀而喜按，食欲欠佳，面白无华，精神疲乏，舌苔浮黄厚腻，脉象细迟。袁文斐用理中汤十二剂治愈。（《江西医药》）

（154）张孩，泄泻半月余，完谷不化，经医选用胃苓汤、香砂六君子汤、参苓白术散等，疗效不显，继以出现呕吐，口不渴，四肢冷，小便清利，舌苔白嫩，脉象沉迟。杨伯勤投以理中汤加吴茱萸，三剂而愈。（《函讯》）

（155）陈孩，初病发热吐泻，杂治半月，渐致食少，面削肌瘦，神疲，卧床不起，面唇淡白无华，渴尿无度，小便清长，但尿无浮油，尿处无虫蝇飞集，苔白润，脉微弱。赵守真投以理中汤，先服五剂，即渴尿减少，口亦知味，精神转佳，稍能起行。再进五剂，诸症悉除。最后用肾气丸竟功。（《广东中医药月刊》）

（156）曹妇，患虚劳病一年有余，肌瘦面白，午后潮热，两颊红如胭脂，子夜后至天明，热渐退尽而身凉肢冷，咳嗽气促，痰稀而多，不思饮食，大便时溏，脉象微弱。经医历进四物汤、六味丸等滋养阴血之剂，皆无效验。巢静山用理中汤加附子，连服三剂，诸症大减，调理匝月，遂获痊愈。（《函讯》）

（157）易男，下利脓血，里急后重，腹痛喜按，口不渴，溺清，舌苔白，脉沉迟无力。刘翔云用理中汤加青木香，一剂大减，二剂痊愈。（《函讯》）

（158）一小儿，泄泻与口烂交替而作，泻止则口烂，口愈则又泻，半年不已。周振南用理中汤加黄连，数剂而愈。（《函讯》）

（159）易女，大便不利月余，近五日来，便未一通，面黄唇淡，恶寒，喜饮热汤，小便清长，舌苔白而润滑，脉象沉细。袁文斐用理中汤，二剂便通，五剂痊愈。（《江西医药》）

《伤寒论》理中丸（汤）证，分见于第159（"……利不止，医以理中与之，利益甚，理中者，理中焦……"）、386（"霍乱……寒多不用水者，理中丸主之"）、396（"大病瘥后，喜唾久不了了……宜理中丸"）条。由于理中丸（汤）具有温理中焦，扶助太阴（脾）阳气，以温化寒湿阴邪的作用，故一般推之为治疗太阴病里虚寒证（吐利不渴，腹满时痛，食不下，脉沉迟弱）的主方。

今就上列各案分析如下：

148、149、150、151案的理中证，都是以太阴阳虚中寒为主的。

148案，伤寒六七日，而见吐利、腹满而痛、食不下、脉沉细等症，是理中汤证已具备。但从身温、手足热可知尚兼有表证，因为如不兼表，而纯属太阴阳虚脏寒，必身凉、手足冷，这可从《伤寒论》太阴病篇中的太阴伤寒中风的脉浮而缓、手足自温、四肢烦疼可用桂枝汤解表，和太阴脏寒的脉弱、自利不渴可用四逆辈温里看出来。正因为本案属表里同病而里证急于表证，故医者采用先里后表法，即先用理中丸温里，后用五积散于温里中兼解表（五积散出自《太平惠民和剂局方》，主治外感风寒、内伤生冷的表里同病证，以辛散温化表里寒邪为法）。由于治疗得法，故数日即愈。

149 案，夏月暴发吐泻，汗出如洗，身冷，显属寒邪直中太阴的理中汤证。但从病在夏月而证兼烦躁可知中夹暑气。故医者先用香薷饮解暑和中，后用理中剂温中祛寒而愈。

150 案的吐利不渴、无热恶寒、脉弱的寒霍乱证而舌黑如煤，是因太阴病及少阴之候。因为寒霍乱证虽属寒湿内扰太阴脾土所致，但由于霍乱吐泻剧烈，往往很快由初伤脾阳而继伤肾阳，当肾阳受伤较甚时，肾中火衰水盛，肾水上凌心火，心之火不宣于舌（舌乃心之苗），而肾之水色乃上泛于舌，因见舌黑如煤（黑为肾水之色）。这里必须指出，其舌黑如煤，必系黑而润滑。也正因此，才适用理中汤加附子以峻温脾肾，而回阳消阴。如果是舌苔焦黑或舌质干黑的话，那就成为阳盛的里实热证或水亏的里虚热证，而宜急下以存阴或滋水以济火。

151 案应属寒霍乱证，从其吐泻、腹陷、目陷、面青唇紫、指甲灰暗、无热恶寒、肢厥踡卧、脉象沉微等症可知，其病也是由太阴病及少阴所致，故医者亦用理中汤加附子主治。并服一剂即肢温吐止，因小便仍不通，而在再剂中加入茯苓以利小便，服后即尿通而利止，且精神转旺，胃纳渐开。后因时时噫气而改用旋覆代赭汤，并用香砂六君子汤以善其后，亦颇得法。

152、153、154 案同具有久泻而完谷不化之症，足见太阴脾阳虚甚而运化无权，故都用理中汤（丸）获效。

在 152 案的理中丸证中，值得注意的是食油腻生冷则便泻较甚的问题，这是脾胃阳虚，运化力弱，而寒湿内盛的重要标志。

本案由于病情缓而不急，故医者采用理中丸缓治。

　　在 153 案中，值得注意的是舌苔浮黄厚腻的问题。一般来说，苔黄属热，厚腻属湿，故舌苔黄而厚腻，多属湿热内盛所致。本案在泄泻、完谷不化、肠鸣腹胀、喜按、食欲欠佳、面白无华、精神疲乏、脉迟细的一派中寒象中，出现舌苔黄厚腻，似属寒湿中蕴有热候，似可在理中汤内加入黄连等苦寒燥湿清热或茯苓等淡渗利湿清热之药，但舌苔黄浊当分"有地"和"无地"，前者为有根之黄，刮之不去，后者为无根之黄，刮之即去。如叶天士说："或黄或浊，可以小陷胸汤或泻心汤，随证治之。""再前云舌黄或浊，须要有地之黄，若光滑者，乃无形温热中有虚象，大忌前法。"从本案以"浮"字形容黄而厚腻之苔来看，显系浮浅、刮之即去的无根之黄，是属湿浊热遏之象，其黄苔必润滑而绝不干燥。如属热邪内实的黄苔，必深沉着地而刮之不去。无湿外遏的，必黄而干燥，有湿外遏而热盛于湿的，虽黄腻而不润滑。也正因为如此，本案医者才放胆使用理中汤，不但不加苦寒之药，即淡渗之药亦不加用，这是极有见地的。又黄苔还有因食物或吸烟太多染色而成，亦属刮之即去的浮黄，临床辨证时，不可为其蒙骗。本案由于泄泻日行八九次，病情较急，故医者采用理中汤急治。在 154 案中，值得注意的是经用胃苓汤、香砂君子汤、参苓白术散而疗效不显的问题。这是因为本案证属脾胃阳虚而中有寒湿所致。胃苓汤虽为治寒湿（湿重于寒）泄泻的要方，但不足以温补中阳。且理中汤证寒重于湿，也与胃苓汤证湿重于寒不同。香砂君子汤虽亦能温补中气，但不足以治阳虚中寒已甚之证，因为其力远不及理中汤。至于参苓白术散的平补中气,距离宜用温补法的本案更远,所以难奏效。由此可见,临床辨证用药必须有严格的分寸,才能够丝丝入扣,药到病除。本案由于肢冷脉沉,病情较急,故医者采用理中汤急治。其所以加吴茱萸,必因呕吐较甚。吴茱萸具有温降作用,它不仅为温肝之药,而且亦为温胃要药,中寒呕吐较甚者,用以配合理中汤,其效当更速。何况土虚多招致木侮,因而在治脾土病的同时,常常兼治肝木,因此本案吴茱萸之加用,是很有必要的。

155案,初病发热吐泻,杂治半月,渐至食少,面削肌瘦,神疲,卧床不起,面唇淡白无华,苔白润,脉微弱,足见脾虚已甚。其所以渴尿无度者,是因太阴脾土阳气虚甚,既不能升津上润,而致渴饮无度,又不能运水四布,而使饮入即下趋膀胱,致尿无度。本证与一般所说的"天干地漏"证颇相近似,因为两证都属脾虚所致的上渴下泻(或下泻大便,或下泻小便)。但彼属上渴下泻大便的渴泻无度,一般多用七味白术散(人参、白术、茯苓、甘草、藿香、木香、葛根),功效甚捷。此属上渴下泻小便的渴尿无度,不适用七味白术散。本证又类似下消,因为彼此都具有渴尿无度而体瘦、肢软无力之症。但下消的病机主要在肾,是因肾阳亏损,火难蒸化水气,津不上升而气不下固,甚则热逼精泄所致。故除现有饮一溲一、体瘦、腰足乏力之症外,还多见有面黑甚至尿如膏脂之症,宜用金匮肾气丸温化固涩,甚至用大补阴丸封蛰下元。本证的病机主要在脾,故其症面白而尿无膏脂,与下消证有别。本案医者经过细心辨证,很恰当地选用了理中汤,故能十剂治愈。最后用肾气丸善后,亦颇得法。

因为命火生脾土,补其肾则脾益固。

156案,虚劳病已年余,咳嗽气促,午后潮热,两颊红如胭脂,子夜后至天明热始渐退,显属阴虚骨蒸之象。前医历进滋阴养血之剂,应效而不效者,是因肺金病及脾土(亦即所谓子病及母),以致脾土阳气虚弱,故兼见肌瘦面白,痰稀而多,不思饮食,大便时溏,脉弱等症。本病至此,已呈土虚不能生金之象,其病机重心已由肺金转移到脾土。此时如果仍从肺治,仍用甘寒滋腻之剂,则不仅阴火难平,且必使阳气愈虚,阳气愈虚而不生,则阴愈不长而益虚,必致阴阳渐绝而死。医者有鉴及此,毅然采用理中汤以补土生金,并因脉微而加用附子以振奋元阳,仅投三剂,即获大效,调理一月,即告痊愈。由此可见,治病必须掌握病机的重心所在,而放胆用药,绝不可主次不分,万不可以次为主,才能够把病治好。从本案来说,虚劳咳嗽病已经年余,虽然前期的病机主要在肺,应该从肺论治,但到后期出现了子病及母的脾土阳气虚弱的证候,则其病机重心已经由肺金转移到脾土,此时虽然仍有午后潮热、两颊泛红的骨蒸现象,已属阴损及阳的阴阳两虚而阳不生阴之候,只适宜用甘温除热法,而不再适用滋阴退热法了。因为这与前期的阴虚火旺而阳气未虚的骨蒸潮热,是大不相同的。如果不明此理,对虚劳病久出现的脾虚证候不予重视,仍把肺的证候看成是主要的,而把脾的证候看成是次要的,仍然投以养阴保肺之剂,这就是显然是以次为主了。或者对脾的证候虽然也注意到,但在治疗时,脾与肺并重,只敢在养阴保肺之中平补脾土,而不敢用温补之法,这又显然是主次不分了。这样就绝不可能把本病治好。

157案，下利脓血而里急后重，属痢疾湿热伤及血分所致，本宜用黄芩汤、白头翁汤等从湿热治，但因本案兼有腹痛喜按、溺清不渴、舌白、脉沉迟弱等太阴阳虚中寒之证，大忌寒凉清解，故医者投以理中汤，一剂知，二剂已。其所以加青木香，不外取其疏肝调气之力，以配合理中汤缓解其腹痛、里急后重而已。

158案的泄泻与口烂交替而作，是因上热中寒所致，故医者采用理中汤加黄连以温中清上，由于方药运用得法，故半年痼疾，数剂而瘳。

159案，大便不通，面黄唇淡，恶寒，喜饮热汤，小便清长，舌苔白而润滑，脉象沉细等症，显属太阴阴结证。因为如属阳明阳结证，则其大便不通，多兼见面赤唇红，恶热，渴喜冷饮，小便赤浊，舌苔黄而干燥，脉象沉实等症。阳明阳结证，治宜三承气汤的清下法。太阴阴结证，在《伤寒论》中，虽载其症，未详其治。因此，本案运用理中汤治愈太阴阴结证，是颇有参考价值的。由此可见，理中汤既能主治太阴阳虚的泄泻证，又能主治太阴阳虚的阴结证，其证虽殊，其理则一。因为其症虽有便泻与便秘的不同，但都属于太阴阳虚阴盛所致。这与承气汤既能主治阳明热盛的阳结证，又能主治阳明热盛的热结旁流证相较，是异曲同工而相映成趣的。

桂枝人参汤证

（160）曾某，恶寒发热，头痛身疼，利下不止，心下痞硬，神倦欲寐，舌苔白而涩（当是不润滑之意），脉浮缓而弱。吴

清波用桂枝人参汤，服二剂即表解而利止。惟心下痞硬未除，且按之痛，懊憹不安，乃改用小陷胸汤竟功。（《函讯》）

（161）刘某，痢愈复发，经治渐愈，但下利白冻未减，身热不退，心下痞硬。刘安之用桂枝人参汤大得效验。愈后又因旅途起居饮食不慎，前症复大发作，仍服前方三剂而愈。（《中医杂志》）

《伤寒论》第163条：“太阳病，外症未除，而数下之，遂热而利，利下不止，心下痞硬，表里不解者，桂枝人参汤主之。”本证是因太阳病误下，伤及太阴阳气，以致太阳与太阴表里同病，即太阳的表寒证（如恶寒发热、头痛身疼等）未除，而太阴的里寒证（利下不止、心下痞硬）复起。正由于病属表里俱寒，故宜桂枝人参汤表里双解，即一方面用理中汤以温化太阴里寒，另一方面又用桂枝以发散太阳表寒。

今就上列两案分析如下：

160案，恶寒发热，头身疼痛，心下痞硬，下利不止，神倦欲寐，苔白而脉浮缓弱，显属太阳太阴表里俱寒的桂枝人参汤证。故医者投以桂枝人参汤，两剂即表解而利止。其所以心下痞硬不除，且按之痛，当是由于胃中结有痰热所致，又属小结胸证，故医者改用小陷胸汤而竟全功。

161案，痢愈后再发，可见其人正虚而邪未尽去，邪气伺机而动。下利白冻而心下痞硬，可见其人中阳失运，寒湿凝滞在内；身热不退，可见表邪未解。显属桂枝人参汤证，故医者投以桂枝人参汤而大得效验。愈后虽曾复发一次，但仍守原方迅速治愈。

厚朴生姜半夏甘草人参汤证

（162）钟女，妊娠八月，感冒发汗愈后，而呕吐，腹胀满，食则腹胀满尤甚，因不敢食，不能平卧，肌瘦，脉虚，病延一月不愈。曹士元用朴姜夏草参汤，一剂病即减，三剂病痊愈。（《函讯》）

（163）陈某，泄泻，腹胀作痛，服黄芩、芍药等腹胀更甚，其脉洪数，按之则濡。张路玉认为病属湿热伤脾胃之气所致，以朴姜夏草参汤，二剂泻痛止，而饮食不思，再予半夏泻心汤二剂而安。（《名医类案》）

《伤寒论》第66条："发汗后，腹胀满者，厚朴生姜半夏人参汤主之。"本证是因脾虚湿聚而中气失运所致。朴姜夏草参汤具有温中培土、行气燥湿的作用，故能主治本证。本方与理中汤比较，理中汤主治太阴病虚多而寒甚，故其方温补力较强，祛寒力较大；本方主治太阴病虚少而湿滞者，故其方温补力较弱，而燥湿力较大。正由于本证湿滞中焦较甚，故其腹胀满症亦甚于理中汤证。一般理中汤只是腹满时痛，本证腹胀满甚而邪不去不稍减。由此可见，两方虽然都主治太阴阳虚而有寒湿之证，但理中汤补多于攻，本方攻多于补，有所不同。

162案发汗后，因腹胀满甚，以至不能平卧，且不敢食而呕吐，可见中焦湿滞气阻已相当严重。但因病久肌瘦脉弱，邪虽实而正稍虚，故医者采用攻多于补的朴姜夏草参汤，并收到一剂减而三剂愈的速效。

163 案泄泻，腹胀满痛，服寒凉药更甚，脉洪数而濡，可以看出中焦湿滞气阻已甚而正虚不甚之机，故医者亦采用朴姜夏草参汤获得速效。其所以后用半夏泻心汤竟功者，是因本案湿中有热，前进朴姜夏草参汤泻痛虽止，但中焦湿热未尽（朴姜夏草参汤虽能化湿，而不能清热），故仍不思饮食（很可能还有心下痞满之症存在）。而半夏泻心汤具有辛开苦降以化湿清热和甘温培土以健运中气的作用，甚合本证病机，故再进二剂而痊愈。

桂枝加大黄汤证

（164）一人暴感风寒，头顶痛，自汗，脉浮缓，而大便不行，自服救命丹，大便行而头痛稍减，但表里证仍未尽除，曹颖甫投以桂枝加大黄汤而愈。（《经方实验录》）

《伤寒论》第 279 条："本太阳病，医反下之，因而腹满时痛者，桂枝加芍药汤主之。大实痛者，桂枝加大黄汤主之。"桂枝加芍药汤证可以结合小建中汤证进行对照研究。桂枝加大黄汤证有两说：一为太阳与阳明同病，表里相兼所致，故宜桂枝汤解太阳之表，并加大黄攻阳明之里。一为太阴与阳明同病，虚实夹杂所致，故宜桂枝加芍药汤以补太阴之虚，并加大黄以攻阳明之实。其关键在于方中的芍药用量，即芍药与桂枝等量的属于前者，芍药倍于桂枝的属于后者。本案头痛，自汗，脉浮缓，而大便不行，显属太阳与阳明表里同病，故医者投以桂枝加大黄汤而愈。

小建中汤证

（165）王女，腹痛喜按，痛时自觉有寒气自上下迫，微恶寒而脉弦。曹颖甫用小建中汤治愈。（《经方实验录》）

（166）肖某妻，素患胃气痛，痛即汗出肢厥，食少，呕恶，面白唇淡，少气懒言，舌苔薄白而质色淡红，脉沉迟细涩。何睿用小建中汤加吴茱萸，一剂知，三剂已。后用四君子汤加味调理，未复发。（《函讯》）

（167）余某，病后体瘦食少，腹痛与鼻衄交替而作，痛时不衄，衄时不痛，腹痛喜按，大便一二日一行而少，脉象弦迟。冷毓川用小建中汤治愈。（《全国名医验案类编》）

（168）一妇人，月事将行，必先腹痛，经来色淡而少，面白，唇舌淡红，脉弱。曹颖甫用小建中汤加当归治愈。（《经方实验录》）

《伤寒论》小建中汤证主要见于第100条，它以腹中急痛、脉阳涩阴弦为主症。本证主要是因脾土虚弱而招致肝木来侮所致。小建中汤具有建立中气以培土抑木的作用，故能主治本证。且小建中汤补里兼解表，故伤寒表病而里虚者宜之。

今就上列各案分析如下：

165案腹痛喜按，痛时自觉有寒气自上下迫，微恶寒而脉弦，显属脾胃虚弱，阴阳升降失调，而木来侮土所致，故医者投以小建中汤即愈。

166案，素患胃气痛，痛即汗出肢厥，呕恶食少，面白唇淡，少气懒言，舌苔薄白而质色淡红，显属脾胃阳虚内寒而木来侮土（一般久病的胃气痛，多属木侮土）所致。似可采用吴茱萸汤治疗，但脉见沉迟细涩，表明不仅阳虚甚（沉迟），而且阴亦弱（细涩），所以医者不采用只能温阳补气而不能滋阴养血的吴茱萸汤，而采用阴阳并调（但偏于温养中阳）的小建中汤中加吴茱萸以培土抑木。由于治疗得法，故能一剂知而三剂已。后用四君子汤加味调理，亦颇合法度，故能根治。

167案，病后体瘦食少，腹时痛而喜按脉迟，已见太阴阳虚脾土失运之证。而脉弦鼻衄时作，大便一二日一行，又呈厥阴阴虚肝木升逆之象。但本案阳虚甚于阴虚，土虚甚于木旺，故医者采用小建中汤以培土（饴、桂、姜、枣）抑木（芍药、甘草），仅服五剂即愈。

168案，月事将行必先腹痛，经来色淡而少，面白，唇舌淡红，脉弱等症，是因气血两亏而土虚木侮所致。由于气血两亏，故经来色淡而少，面白，唇舌淡红，脉弱。由于土虚木侮，故月事将行必先腹痛。因为太阴脾统血而主腹，土虚木侮而木郁土中，则脾气失运而血流不畅，故当月事将行之时，因木土不和，气血不畅，而先见腹痛之症。此时医者采用小建中汤加当归是很恰当的。因为本方既能补养气血，又能调理肝脾，尤其是以建立中气为主，深合本病病机。

少阴病

四逆汤证与四逆加人参汤证

（169）罗某，猝然昏倒，不知人事，汗出，四肢厥冷，脉沉微弱。一医投以四逆汤，服后一时许，即汗敛而肢温，苏醒能言。后用四君子汤和补中益气汤调理而痊愈。（《函讯》）

（170）董孩，猝然昏沉欲寐，四肢俱冷，唇舌俱青，六脉微细若无。一医急投四逆汤，兼针人中，灸百会、丹田，当日即厥回脉复而愈。（《函讯》）

（171）陆氏仆，病发热，脉沉微，口燥，烦躁不眠。马元仪拟投麻黄细辛附子汤，人疑而拒之，别用滋解法，病益甚，脉由沉微转为虚散。马元仪终用四逆汤连进二服，是夜得安睡，明日热退脉起而安。（《续名医类案》）

（172）曹妇，伤寒八九日，嗜卧，目不欲开，两手常抱腋下，四肢逆冷，自利腹痛，口舌干燥，脉沉微细。罗谦甫用四逆汤加人参、葱白、生姜，一剂利止肢温，翌日大汗而解。后用理中汤调理而痊愈。（《续名医类案》）

（173）周某，中阳素虚，大便时溏，近因冒雨受冷，病起寒热身痛，而烦渴喜热饮，经医发汗后，恶寒虽减而微热不退，仍欲得被覆，四肢厥冷，面色淡红，干呕，下利，完谷不化，脉微细如丝。王家福用四逆汤加葱白、生姜，二剂呕利即止，四肢回温，脉渐有力，惟精神和食欲不振，面色淡黄，后用香砂六君子汤调理而康复。（《函讯》）

（174）饶某，初病发热，自汗，恶风寒，身痛，而神志不清，气促痰鸣，语言难出，四肢厥冷，下利，舌苔白腻，脉沉微欲绝。一医先投以四逆加人参汤，服后肢渐温而脉渐复。再进桂枝加附子汤加人参、白术、茯苓、半夏等味，三剂而愈。（《函讯》）

《伤寒论》四逆汤证与四逆加人参汤证，分见于少阴、太阳、阳明、太阴、厥阴、霍乱六篇，它以四肢厥冷为主症，并以症名方。是因体内阳气衰微，不能充达四肢所致。本证虽然散见上述各篇，但应以少阴为主。因为少阴为人身阳气的根本所在，体内阳气衰微而见四肢逆冷之症，必多关乎少阴。四逆汤和四逆加人参汤的作用是大同小异的，即两方都属温补法，但四逆汤温多于补，故能回阳祛寒，四逆加人参汤温与补并重，故能回阳益气。一般临床运用，如果急需驱散里之阴寒，则用四逆汤，如果急需补益里之阳气，则用四逆加人参汤。本证有因寒邪直中三阴尤其是少阴而成的，也有因寒邪由表传里而成。直中入里的本证，固宜用上方急温其里。如果表里同病，既见表证又见本证，则其治法，或先温其里而后解其表，或既解其表又温其里，随宜而施，不可执一。

今就上列各案分析如下：

169和170案都属伤寒直中入里的四逆汤证。从两案所见猝然昏迷、四肢厥冷、脉沉微细等症来看，显属寒中少阴，而心神失灵，肾阳欲绝所致。其病已陷入险境，生命极为危殆，故医者急投四逆汤峻温回阳以化阴寒，后案并兼针人中和灸百会、丹田以救脱。由于处理得法，故能立即转危为安。前案继用四君子汤和补中益气汤平剂善后，此颇得法。

171、172、173、174 四案都属伤寒由表传里或两感的四逆汤证。

171 案，初病发热，脉沉微，口燥，烦躁不眠，医者根据《伤寒论》第 301 条"少阴病，始得之，反发热，脉沉者，麻黄细辛附子汤主之"的经旨，采用麻黄细辛附子汤，是颇有见地的。因为口燥、烦躁不眠，如果属热的话，则其脉多洪实（实热）或细数（虚热），绝不致见脉沉微。但本案发热，烦躁，脉沉微，颇似《伤寒论》第 61 条"下之后，复发汗，昼日烦躁不得眠，夜而安静，不呕不渴，无表证，脉沉微，身无大热者，干姜附子汤主之"之证，当细心分辨。其主要区别在于：麻黄细辛附子汤证病属初起，其发热是因表阳抗邪所致；干姜附子汤证病在汗下之后，其发热是因里阳外越所致。因此两证是似同实异的。也正因此，本案医者拟用麻黄细辛附子汤是颇有见地的。可惜，当时为人所疑，而未能实施。直到他医误从虚热证论治，而采用滋解法，致病益甚，脉由沉微转为虚散的时候（本来阴盛阳衰，反用寒凉滋解，致使阴愈盛而阳愈衰，其脉转虚散，即体内微阳欲脱之象）病家始悔悟，而终由前医连进四逆汤二服，是夜即得安睡，翌日即热退脉起而愈。其所以不仍用麻黄细辛附子汤，而改用四逆汤，显然是因误治里阳益虚而欲脱，里证危急，自当急救其里。

172案，伤寒八九日，属伤寒由表传里所致。由于少阴虚寒，故见嗜卧，目不欲开（即少阴病主症的"但欲寐"），两手常抱腋下（少阴病踡卧症），四肢厥冷，脉沉微细（为少阴阳虚内寒的主要脉象）。由于命火（少阴）生脾土（太阴），少阴阳虚内寒，太阴脾土失煦，故现下利腹痛。口舌干燥，是因肾火不能蒸水化气布津以上润心苗所致，故虽干燥而不渴饮。上案中的口燥症，亦即此理。但上案烦躁不眠，显与本证嗜卧相抵触。本案少阴阳气衰微，精神疲倦而但欲寐，固属易知，上案少阴阳虚阴盛而烦躁不眠，则颇费解。其实两症在这里虽是相反但又合理。因为少阴阴盛阳衰，其微阳尚能内守的，则心神自敛而踡卧欲寐；其微阳难以内守的，则心神内扰而烦躁不眠。由此可见，后证尤重于前证，因其阴寒逼迫微阳尤甚的缘故。少阴病阴盛阳衰的口舌干燥、烦躁不眠的真寒假热证与真热证的口舌干燥、烦躁不眠的一般辨证要点在于：前者舌苔白质淡，脉沉微细或浮大而按之空虚，小便白；后者舌苔黄质赤，脉沉细数或浮洪或沉实，小便赤。本案医者所以采用四逆汤加人参、生姜、葱白，必因伤寒八九日由表传里之后，里寒虽急，而表寒尚存，故在温补中兼行表散。由于处理得当，所以一服即利止肢温而里阳回复，次日又得大汗而表寒随解。少阴本固之后，继用理中剂温理中土，亦颇得法。

173案，中阳素虚，大便时溏，虽因冒雨受寒而见寒热身痛等表证，亦属表病里虚之候。其烦渴喜热饮，也是因为阳虚水不化气布津所致。治法本应在温里中兼解其表（甚至还要采取先温其里而后解其表之法）才对，而前医竟先投发汗之剂，这就是毋怪乎汗后恶寒虽减，而微热不退，仍欲得被覆，且见由表传里的四肢厥冷、干呕下利、完谷不化、脉微细的少阴里虚寒证。后医有鉴于此，乃急投四逆汤加生姜、葱白，于温里之中兼解表。由于处理得当，故二服即止其呕利而热退脉起肢温。其面色由淡红转为淡黄，精神食欲不振，是因热退肾阳还本，而素虚的中阳尚未恢复所致，故最后改用香砂六君子汤培补中土而助其运化，以竟全功。

174 案初病即见发热自汗，恶风寒，身痛，气促痰鸣，语言难出，肢厥下利，舌苔白腻，脉微欲绝等症，显属表里俱虚寒的太阳与少阴同病而兼夹痰饮所致。由于少阴里证急重，故医者采取先里后表法，先用四逆加人参汤急救其里，当其服后脉渐起而肢渐温时，乃用桂枝加附子汤加人参、白术、半夏、茯苓，于温补里虚之中，既解其表，又化其痰。由于处理得当，故能三剂竟功。

（175）郑某，伤寒，得纯黑舌。曾禧主张用四逆汤加人参、白术，人咸惊骇，而未敢用，迨困甚治棺，始拼死从之，数剂而愈。（《续名医类案》）

（176）姜某，伤寒，得纯黑舌，手足厥冷，呃逆不止。吴仁斋用四逆汤加人参、白术治愈。（《续名医类案》）

（177）刘某，伤寒，恶寒甚而战栗，舌苔边白中黑而滑，脉沉紧。王经邦初用麻黄汤不应，继用四逆汤加人参、白术、生姜、葱白，一剂即得透汗而愈。（《全国名医验案类编》）

（178）李某，初病无热恶寒，自进葱豉汤发汗后，恶寒反

甚而且肢厥，面赤，咽干舌黑，口虽渴而欲热饮，身虽热反欲近衣，脉沉微。黄维祐用四逆汤加人参等味，数剂渐愈。(《函讯》)

(179) 杨某，伤寒，脘腹大痛，吐水不止，四肢厥逆，舌苔边白中灰滑，脉弦迟。高玉麟用四逆汤加人参、白术、肉桂、吴茱萸、川椒、茯苓，三剂而愈。(《全国名医验案类编》)

(180) 朱妇，妊娠夏月伤寒，吐泻腹痛甚，面青唇白，四肢厥逆，舌苔灰滑，脉沉迟欲伏。陈作仁用四逆汤加人参、白术、茯苓、白芍、木香，二剂即脉起而病减，继守原方加减治愈。(《全国名医验案类编》)

175、176、177、178、179、180 六案的四逆汤证，前四案都见有舌苔黑而润滑，后两案都见有舌苔灰而润滑。舌苔灰黑有阴阳寒热之别，必须明辨。一般来说，病属阳热的舌苔灰黑必干燥，并有其他阳热证伴随存在。又舌灰黑，有见于舌苔的，有见于舌质的。一般来说，舌质上附苔垢，而呈现灰或黑色的，是舌苔的灰黑，而非舌质的灰黑。舌质干净，上无苔垢附着，而见灰或黑色的，是舌质的灰黑，而非舌苔的灰黑。就阳热证来说，舌见灰苔必干燥，是因湿从燥化所致。灰苔多属湿象，湿从阴化寒的必润滑，湿从阳化燥的必干燥。故灰苔润滑者，为湿与寒合而阳气内伤之象；灰苔干燥者，为湿从燥化，由于燥火消灼，又可由灰燥发展成为焦黑。但临床所见的黑而干燥之苔，多是由白转黄，由淡黄而深黄，而老黄，以至焦黑。这也就是伤寒由表逐渐传里、由寒逐渐化热化燥化火的具体表现。至于舌质黑而干燥的，则是因为体内阳盛阴衰，心火偏亢，火极似水所致，此属无水物焦之黑。就阴寒证来说，舌苔灰黑必润滑，是因湿从寒化所致（多由脾阳失运，湿痰浊秽，凝聚中宫而成）。但因命火生脾土，脾阳虚甚，必致伤及肾阳，而形成脾肾阳虚、寒湿凝聚的灰黑现象。舌质黑而润滑，是因体内阳衰阴盛，肾水上凌心火所致，此属无火真脏色见之黑。总之，阳盛之黑如烟煤，阴盛之黑如淡墨，湿热上腾者黑而滑厚，燥火熏灼者黑而干裂。属心则舌质或红或赤，属肾则舌质或淡或紫，胃之焦黑多从黄厚而转，脾之灰黑多从白滑或微黄而转。心肾阴阳偏虚者黑从舌根而起，治法或壮水以制阳光，或益火以消阴翳。脾胃燥湿偏盛者往往现于舌之中心，治法或泻火以救津阴，或温中以化湿浊。

今就上列各案分析如下：

175、176案伤寒，舌见纯黑，都经医用四逆汤加人参、白术治愈，显属体内阴盛阳衰，肾水上凌心火之候，其舌黑必润滑，而绝不干燥。176案手足厥冷而呃逆不止，可见阳衰欲脱，势甚危殆。175案叙症欠详，但不难想见，必有蹉卧欲寐、肢厥脉微等症伴随存在。

177案，伤寒恶寒甚而战栗，脉沉紧，足见体内阴盛阳衰。舌苔边白而中心黑滑，足见太阴脾土为寒湿所困。是属伤寒邪已由表入里之候。医者初用麻黄汤，显然错误，所以无效。后来改用四逆汤加人参、白术、生姜、葱白，药证始相符合，故能一剂即里和表解而愈。四逆汤加了人参、白术，就包含有理中汤在内，故对舌苔边白而中心黑滑的太阴脾土为寒湿所困之证，能够迅速奏效。其所以加生姜、葱白者，是因本案实属表里俱寒而里急于表者，故在温里（为主）之时兼解其表。但如果脉非沉紧，而是沉微，则生姜、葱白又不宜加。

177案，初病无热恶寒，自进葱豉汤发汗后，恶寒反甚，而且肢厥，面赤，咽干，舌黑，身虽热而欲近衣，口虽渴而欲热饮，脉沉微，足见其初病的无热恶寒，属伤寒直中而病发于阴的少阴里虚寒证，这就无怪乎在误汗之后，发生了少阴阴寒愈甚而虚阳浮越的严重变证。从其变证面赤、咽干、舌黑（必是黑而润滑）、身热欲衣、渴欲热饮、肢厥脉微来看，显属少阴阴盛格阳之候，故医者采用四逆汤加人参等味，数剂即转危为安。

179案，伤寒脘腹大痛，吐水不止，四肢厥逆，舌苔边白而中灰滑，脉沉迟，显属脾肾阳虚，湿痰秽浊，填塞中宫所致，故医者采用四逆汤加人参、白术、茯苓、肉桂（即四逆汤合理中汤与苓桂术甘汤），以温补脾胃阳气，并配合吴茱萸、川椒以开泄中焦湿浊，而温化其痰水。由于用药得当，故能二剂而愈。

180案，妊娠夏月伤寒，吐泻腹痛甚，面青唇白，四肢逆冷，舌苔灰滑，脉沉迟欲伏，显属脾肾阳虚而湿浊壅中所致。但从面青而脉欲伏来看，可知阳虚更甚。故医者采用四逆汤加人参、白术、茯苓、白芍，冶四逆、真武、理中于一炉。其所以加木香，当是因为腹痛甚，而木香善于调气止痛之故，其实是可加可不加的。由于用药得法，故仅服二剂，即脉起而病减，并守原方以竟其功。

（181）刘某，痰嗽一月不愈，一日忽手足麻痹，喘急痰涌，神迷而口不能言，身有微热，汗如泉溢，舌苔滑，脉沉微。即令以生姜汁冲开水，分三次先后灌服黑锡丹三钱，并以吴茱萸末醋调炒热敷两足心，约一时后，始渐苏醒，继续灌服黑锡丹三钱，痰不涌，喘汗减，次晨进以四逆汤加茯苓，三日痰大瘳，最后用六君子汤加姜、附，数剂痊愈。（《避园医案》）

本案为太阴脾肺阳虚痰盛之候。因延误失治，而致痰嗽一月不愈。太阴阳虚，久必及于少阴，故继而出现神迷不能言、脉沉微的心肾虚寒证。且从喘急痰涌、身有微热、汗如泉溢来看，可知阳虚有欲脱之势，病甚危殆。故医者立即采用黑锡丹镇纳浮阳以固其脱而降其痰。其所以用生姜汁，取其化痰之功。其所以用吴茱萸醋炒热敷脚心，取其引火归原之效。由于急救得法，故能迅速转危为安。继用四逆汤加茯苓以温阳利痰，痰乃大瘳。最后用六君子汤加姜、附，温补脾肾，亦颇得法，故能数剂痊愈。

（182）马某，腹痛，发自两胁，下趋少腹，自申到戌疼痛甚剧，辗转呻吟，内外法治疗不应。渐至阴囊缩入，面色青黄，额上微汗，言微声弱，四肢厥冷，舌淡白，脉沉微。马云衢从脏结论治，急投四逆汤（炮天雄一两，干姜七钱，炙甘草三钱），二剂痛减能睡，继用真武汤加龙骨、牡蛎竟功。（《广东中医药月刊》）

《伤寒论》中的脏结证，分见于第128、129、167条。本案见症，基本上与第167条"病胁下素有痞，连在脐旁，痛引少腹，入阴筋者"相同。但本条下文明言"此名脏结死"，可见脏结在仲景当时尚无治法。因此，本案治验，颇有参考价值。本案虽见有肢厥脉微的少阴虚寒主症，但从腹痛发自两胁而下趋少腹并引缩阴筋来看，虽然涉及了太阴和厥阴（尤其是厥阴，因为厥阴经脉抵少腹而络阴器），实属三阴同病，病势极为危殆。此时医者采用大剂四逆汤，从峻温少阴入手，是很恰当的。因为本案虽属三阴同病的里虚寒证，但肾中真阳是人赖以生的根本，只有急从少阴峻温回阳，才能保全性命。所以，仅服二剂，即转危为安。最后用真武汤加龙牡以温潜阳气，亦颇得法。

（183）伤寒，恶寒不止，少腹痛甚，腰痛下坠，阴囊缩小，冷汗遍身，膝胫拘急，两尺脉沉微细。燕庆祥从阴阳易论治，采用四逆汤加肉桂、艾叶，并合烧裈散，一服阴头微肿，病即减半，二服而愈。（《全国名医验案类编》）

《伤寒论》第392条："伤寒，阴阳易之为病，其人身体重，少气，少腹里急，或引阴中拘挛，热上冲胸，头重不欲举，眼中生花（一作眵），膝胫拘急者，烧裈散主之。"本案基本符合上条。但从本案症见恶寒不止、冷汗遍身、尺脉微细来看，可知纯属少阴里虚寒甚所致。它和上条阴阳两虚而兼有热上冲胸、眼中生眵的里虚热证者同中有异。故医者采用四逆汤加肉桂、艾叶，并合烧裈散，以峻温回阳为主，由于药证相符，故能二剂而愈。但烧裈散不合理，应以不用为是（从本案用药来看，烧裈散也显然不是主药）。

（184）邓某，下痢赤晦而稀，腹痛即下重欲便，舌淡而润，脉左细涩，右迟缓。高玑云用四逆汤加人参、白术、黄芪、当归、升麻、陈皮、木香，三剂病减，六剂而瘥。（《全国名医验案类编》）

本案虽属赤痢，但从下痢赤晦而稀、舌淡而润、脉左细涩而右迟缓来看，可知阴阳气血两虚。凡阴阳气血两虚者，治法当以扶阳益气为主。故医者采用四逆汤加人参、白术、黄芪、当归、升麻、陈皮、木香，寓补中益气汤和当归补血汤于四逆汤中，由于用药得法，故能三剂减而六剂已。

（185）周某，喉间初现白点，继成白块，饭粒不进，饮水咽津则痛甚，身有微热，而四肢厥冷，舌苔灰白而滑，脉象沉缓。肖瑞器用四逆汤加童便，一剂知，二剂已。(《全国名医验案类编》)

本案白喉，而兼四肢厥冷，舌苔灰白润滑，脉象沉缓，显然证属阴寒。故医者采用四逆汤以助阳破阴。其所以加用童便者，医者认为是取其速驱喉毒从下而泄之功。其子肖伯章说："清光绪癸未甲申年间，吾乡数十百里内，多患阴寒白喉，他医率用表散或清滋，十不一治，余父独得其秘，每用四逆汤奏效，甚者方中用生乌头八钱至一两，连服五六剂至七八剂而愈。其当时经手治愈者，不下数十百人。伯章自行医以来，经验他种白喉较多，独于以上阴寒剧证未曾一见，不审当日何以若此之多。"何廉臣按："阴寒白喉，患之者多属阳虚，虽不多见，然也未尝无其证。清医包岩曰：'白喉，混称也。其中有阴虚，有阳虚。阳虚白喉，并不疼痛，并不寒热，饮食偶或不利，望之不红不肿，证属阳衰火息，非附、桂不能疗。'但余在光绪十一年间所见，其证有表里轻重之别。一为轻证，初起白见于关内或关外，色必明润而平，满喉淡红，微肿略痛，头痛，恶寒发热，饮食、二便如常，脉多沉紧而弦，舌苔白，此阴寒尚在表之候也，治宜荆防败毒散加减。一为重证，初起白见于关内，成点成块，或满喉俱白，色如凝膏，喉内淡红微肿，时痛时止，头项强痛，身重，恶寒发热，咳嗽声低，痰壅，不思饮食，目眩蜷卧，手足厥冷，腹痛欲吐，脉多沉微欲绝，或沉缓无神，舌苔白滑而厚，此阴寒直中入里之候也，治宜椒附白通汤加减，王氏桂姜汤（紫油桂、黑炮姜、炙甘草各五分，入碗内，滚水冲，仍将碗炖于滚水中，出汁后，慢慢含咽之，颇效）亦可酌用。若证在疑似之间，可先用生川附片涂白蜜，火炙透黑，取少许口含咽津，如咽喉痛减轻者，然后再用温药，较为稳健。此案初起即用四逆汤，非辨证精确，胆识兼全者，不办。"但这只能供作参考。必须明确，白喉属于阴虚而宜用养阴清肺汤者多，属于阳虚而宜用四逆汤者极少。

（186）陈氏，初患便秘，医用润降法无效，后且小便艰涩，经水亦闭，身有微热，大腹胀满，胸膈时痞时宽，饮食减少，困倦嗜卧，舌色暗滑，脉沉迟涩。肖琢如用四逆汤加人尿冷服，日尽二剂，并另吞半硫丸，十日而愈。（《全国名医验案类编》）

本案便秘，大腹胀满，而兼胸膈时痞时宽，饮食减少，困倦嗜卧，舌色暗滑，脉沉迟涩，显属阴结之候。由于误用寒凉润降之剂，使阴结愈甚，致小便艰涩而经水亦闭。其身有微热和脉沉迟涩同时出现，可见是属阴结于内，而阳浮于外之象。故医者于四逆汤峻温助阳以破阴结当中，加人尿之咸寒以反佐之，同时另吞半硫丸以助其温通，由于处理得法，故能十日而愈。本案可与159案互参。

（187）卢某，面目遍身黯黄，小便清白，大便溏泄，蜷卧无神，不热不渴，脉沉迟缓。陈作仁从阴黄论治，用四逆汤去甘草，加茵陈蒿、茯苓、薏苡仁，二剂泻止黄减，继加白术、白芍、陈皮、六一散，三剂而愈。（《全国名医验案类编》）

本案面目遍身黯黄，小便清白，大便溏泄，蜷卧无神，不热不渴，脉沉迟缓，显属寒湿所致之阴黄证。一般阴黄证病位主要在太阴，但重症则往往由太阴涉及少阴。本案阴黄而兼蜷卧无神，小便清白，显然已由太阴涉及少阴，故医者采用四逆汤去甘草，加茵陈蒿、茯苓、薏苡仁，于峻温回阳以化寒湿中兼行渗利，由于用药得当，故仅服二剂，即泻止黄减，后加白术、白芍、陈皮、六一散，以培土利水，亦颇得法，故继进三剂而愈。

通脉四逆汤证与白通汤证

（188）徐某，伤寒六七日，身热面赤，异常大躁，将门牖洞启，身卧地上，更求入井，口渴索水，到前复置不饮，脉洪大无伦而重按无力。喻嘉言认为此证顷刻大汗，即不可救，乃急投通脉四逆汤加人参，煎成冷服后，寒战戛齿有声，阳微之状始著，再与前药一剂，微汗热退而安。（《寓意草》）

（189）一人伤寒，面赤，烦躁闷乱欲绝，时索冷水，手扬足踢，五六人制之，始得就诊，脉洪大无伦而按之如丝。李士材急投通脉四逆汤加人参、白术，煎成用井水冰镇后冷饮，甫及一时，狂躁即定，再剂而神爽。凡服参至五斤而愈。（《续名医类案》）

（190）袁某，微热面赤干呕，四肢厥冷，下利清谷，脉微欲绝。张耀裕急用通脉四逆汤加人参、葱白，连服二剂而愈。（《函讯》）

（191）黄男，面赤身热，不恶寒，四肢逆冷，腹痛欲呕，下利清谷，脉微欲绝。周仁元急用通脉四逆汤，数剂而愈。（《函讯》）

（192）金男，身热，昏沉踡卧，侧向床里，呼之不应，摇之亦只呻吟，目稍开即闭，少气懒言，口不渴，四肢厥逆，舌苔白腻，脉洪大而空，按之散。龙定邦急用通脉四逆汤加人参、白术，七日而愈。（《函讯》）

（193）陆某，伤寒，自汗厥逆，面青唇青，呃逆不止，两脉虚微。马元仪急投通脉四逆汤加人参、白术，二剂脉渐起，汗渐收，六剂痊愈。（《续名医类案》）

（194）高某，下利日四十余次，胸满腹痛，食不下，目赤唇焦，而面色青白，神识昏沉，默默不语，脉寸关大而无力，尺脉沉细。杨德馨急用通脉四逆汤加猪胆、人尿、薤白，三剂而痢止，调理至瘥。（《全国名医验案类编》）

（195）蔡某，霍乱，腹痛，水泻如米浆，呕吐清水，食不得入，呃逆，四肢厥冷，手指白胖，汗泄淋漓，旋即目陷肌削，气急失音，咽痛口渴，面赤烦躁，欲坐卧泥水中，舌苔灰白黏滑，脉象沉微。顾振呼急投通脉四逆加猪胆汁汤（用生附子）加减，服后烦躁渐定，四肢渐温，汗收呃止，咽痛缓，面赤退，脉渐出。但未及半时，脉又双伏，烦躁复作，乃于原方加人参，速煎冷服，并于脐部贴回阳膏后，病始渐愈。（《全国名医验案类编》）

（196）陈某，初觉中满，小腹微痛，夜间吐泻暴作，口燥不欲饮，四肢厥逆，身寒冷汗，面白唇清，脉沉迟欲绝。陈在山急投通脉四逆汤加人参、白术，一剂吐泻即止，手足渐温，调理而愈。（《全国名医验案类编》）

（197）周某，伤寒五日，发热，须三四人摇扇取凉，腹中痛，呕逆，药入即吐，脉寸空大，关尺虚小。马元仪谓此证大汗一出，即不可救，急投白通汤加人尿、猪胆，服后呕逆随已，寸脉平，关尺起，后因转现腹中痛而口燥脉实之证，乃改用承气汤下之，服后周身发斑，两颐发肿，最后用黄连解毒汤竟功。（《全国名医验案类编》）

（198）鲍某，病已半月，头痛乃劈，汗出不止，神昏谵语，牙关紧急，脉两寸独鼓，关尺虚微。马元仪急用白通汤加猪胆、人尿灌服，次晨即神志清爽，继用四逆汤加人参、白术、肉桂，连进数剂而安。（《续名医类案》）

《伤寒论》中的通脉四逆汤证和白通汤证及其加猪胆、人尿汤证，分别见于第 314、315、317、370、390 条，主要是因少阴阴寒太盛，微阳难以内守而向上向外飞越所致。它们既现有身热不恶寒、面赤等假热证，又见有四肢逆冷、下利清谷、脉微欲绝（或浮大而按之虚空）等真寒证，治疗必须峻温回阳以化阴寒，轻则用白通汤，重则用通脉四逆汤。

今就上列各案分析如下：

188、189、190、191、192、193、194、195、196 案，都属通脉四逆汤证。

188、189、190、191、195 五案，都属比较典型的少阴阴盛格阳证。如 188 案，既见有身热面赤，异常大躁，将门牖洞启，身卧地上，更求入井，口渴，脉洪大无伦的假热证，又见索水，到前复置不饮，脉重按无力的真寒证。189 案既见有面赤烦躁，闷乱欲绝，时索冷水，手扬足踢，脉洪大无伦的假热证，又见有脉重按如丝的真寒证。190 案既见有微热面赤，干呕的假热证，又见有四肢厥冷，下利清谷，脉微欲绝的真寒证。191 案既见有面赤身热，不恶寒的假热证，又见有四肢厥冷，腹痛欲呕，下利清谷，脉微欲绝的真寒证。195案既见有面赤口渴，咽痛烦躁，欲坐卧泥水中的假热证，又见有腹痛，水泻如米浆，呕吐清水，汗泄淋漓，四肢厥冷，舌苔灰白黏滑，脉象沉微的真寒证等。由于见证比较典型，而且都很严重，故都采用通脉四逆汤为主方。

这里应加分析的是：

一、附子生用问题：自从近时发现附子中含乌头碱，属麻醉药后，为了防免中毒，发生医疗事故，生附子一药除外用外，一般不内服。但《伤寒论》中的附子诸方，大都生用，绝不我欺。

凡是有经验而敢于负责的医生，莫不认为在疾病阴盛阳衰到了极点而需用附子诸方（如四逆、真武、白通、通脉等）挽救危亡时，方中附子是必须生用的（有时非熟附子所能奏效）。即以霍乱病为例来说，除195案的霍乱病，医者在通脉四逆加猪胆汁汤中用生附子获效可为例证外，这里再补充一个例证，即《中国医药月刊》载袁善徵所写《从诊治霍乱讲到用药标准》一文，其中说："二十八年七月，同乡子仪兄夜十一时回寓，行动如常，睡至二时左右忽吐泻交作，腹痛为绞，手冷指麻，冷汗不止，服痧药水无效，求余诊治。余诊得身凉脉迟（体温降至摄氏三十六度，脉搏每分钟六十二至），即疏四逆汤加芳香化浊药治之。邻近胡南山药店以为生附子大热大毒，不肯配给，旋经余声明，由我个人负责，始允照方配给。九时十分服头汁药，五分钟以后，腹痛减轻，诸恙渐定。至九时半，身体四肢渐温（体温升至摄氏三十六度五）。再服二汁药，至十时一刻，身体四肢转温，脉亦转和（体温升至摄氏三十六度八，脉搏每分钟八十至），吐泻已止，毫无痛苦而能睡眠矣。翌日，因大便不通，服大承气汤而痊愈。"他并强调指出："生附子性大热大毒，为四逆汤主药，治真霍乱，无所不宜，但附子宜生用，不宜熟制。生用宜于救急，熟用宜于缓补。生者时医不敢用，病家不敢服，因而坐失时机者，良可惜也。余用之已久，无不转危为安，化险为夷。"由此可见，凡疾病阴盛阳衰已极而须用附子诸方以救急时，是有必要用生附子的。用生附子而致中毒的实例报道确亦不少，因而医生的顾虑仍多。近年来经研究证明，生附子在用水久煮（大约一小时）过后，其中所含的乌头碱成分已经分解掉了，而不再是麻醉药。又如，食物芋头，生吃必致麻舌，但如果在煮熟后吃，则不但毫无麻舌感觉，而且感到滋味甘美。也是因为煮熟之后，麻舌的东西已经不存在了。似此则用生附子的顾虑就不应再有了。然而积重难返，生附子的应用，今天仍然受到一定的限制。我们必须在正确解决了生附子的煎药法问题以后，大力推广生附子的应用，以挽救病人的生命，绝不可坐使良药湮没。

二、方药加味和服法的问题：上述各案在通脉四逆汤中，或加人参（甚至服参至五斤始愈）以回元气于无何有之乡，或加葱白交通阴阳。其实有些注家认为通脉四逆汤中本来就应该含有人参和葱白在内，如柯韵伯注解《伤寒论》第317条时说："夫人参所以通血脉，安有脉微欲绝而不用者？旧本乃于方后面赤色者加葱，利止脉不出者加参，岂非抄录者之疏失于本方，而蛇足于加法乎？"李缵文也说："加参方名通脉。"或加人参和白术，这就变成了四逆汤与理中汤合方，亦即后世所说的附子理中汤，其扶阳益气以救脱之力，自较单用四逆或理中更为强大而可靠。或加猪胆，或煎成置入井水中冰镇，采取热药冷服的服法，这都是反佐之意。如王太仆说："热与寒背，寒与热违，微小之热为寒所折，微小之冷为热所消，大寒大热必能与违性者争，与异气者格，是以圣人反其佐以同其气，令声应气求也。"这也就是《内经》所谓"甚者从之"的治疗原则。

三、药效反应问题：上述各案在服药以后，有的狂躁即定，有的躁定之后，且寒战戛齿有声。这是因为被阴格于上与外之阳已返本归原。神安于内，故狂躁即定。阳回于内，驱逐阴寒外出，正能胜邪，故战而汗解。至于195案服通脉四逆加猪胆汁汤后，烦躁渐定而脉渐出，未及半时而烦躁复作、脉又双伏者，是因体内阴寒太盛，阳回未稳，又被阴格所致。

192、193、194、196案四案的通脉四逆汤证，虽然阴盛格阳之象不显，但阳气虚脱之情毕露。如192案中昏沉倦卧，少气懒言，肢厥，脉大而空，按之散。193案自汗厥冷，呃逆不止，面白唇青，脉沉迟欲绝等。但其中192案的身热，和194案的目赤，仍属阴盛格阳之象。这四案，除194案采用了通脉四逆汤加猪胆、人尿的反佐法（其所以加薤白者，不外通阳与治痢而已）外，其余三案都采用了通脉四逆汤加人参、白术，这是因为四逆汤与理中合用，其扶元固脱之力更大的缘故。

197、198案两案都属白通汤证。

197案亦属比较典型的少阴阴盛格阳证。它既见有发热，须三四人摇扇取凉的假热证，又见有脉寸空大，关尺虚小的真寒证，故医者急投白通汤加人尿、猪胆，峻温回阳，并反佐之。服后即阳回阴退，而脉寸平，关尺起。其后转见腹中痛、口燥、脉实等症，是因病机由阴转阳燥化成实所致，这也就是虚寒证转化为实热证的典型实例（并可与上述袁善徵用四逆汤后再用大承气汤而愈的霍乱病例对照）。故医者立即改用承气汤攻下其实热，服后周身发斑，两颐发肿，是因里气得通，而热毒宣发所致，最后采用黄连解毒汤以竟全功。

198案，病已半月，而见汗出不止，脉两寸独鼓，关尺虚微之症，元气虚脱之象毕露。其神昏谵语，牙关紧急，显非闭证，而属脱证。其头痛如劈，亦显非实热的燥火上冲，而属虚寒的浮阳上越所致。故医者急用白通汤加人尿、猪胆，峻温回阳，并反佐之。服后即阳回而神清。继用四逆汤加人参、白术、肉桂，亦即后世所说的附桂理中汤，其扶元固脱之力尤大，故能数剂而愈。

干姜附子汤证

（199）一人伤寒，发热恶寒，头身肢节疼痛，咳嗽，脉沉紧，服华盖散、黄芪建中汤略解。至五六日，昏睡谵语，四肢微厥。窦材令灸关元百壮，服姜附汤，汗出而愈。（《续名医类案》）

（200）一人伤寒，昏睡妄语，六脉弦大。窦材用火灸关元，初觉痛，至七十壮，遂不痛，灸至三鼓，病人开眼思饮食，令服姜附汤，至三服，元气复而大汗愈。（《续名医类案》）

（201）一人伤寒，病起即厥逆，脉八九至。窦材予姜附汤，至夜半汗出愈。（《续名医类案》）

（202）一人恶热目赤，烦渴引饮，脉七八至，按之则散。

李东垣认为此乃无根之火，以干姜附子汤加人参服之愈。（《名医类案》）

（203）一妇人，伤寒数日，咽干烦渴，脉弦细，医者汗之，其始衄血，继而脐中出血。许叔微谓此乃少阴病强汗动血所致，投以姜附汤，数服血止，后得微汗解。（《伤寒九十论》）

《伤寒论》第61条："下之后，复发汗，昼日烦躁不得眠，夜而安静，不呕不渴，无表证，脉沉微，身无大热者，干姜附子汤主之。"本证是因太阳病邪陷少阴而阴盛阳衰所致。干姜附子汤具有峻温回阳的作用，故能主治本证。

今就上列各案分析如下：

199案伤寒，发热恶寒，头身肢节疼痛，咳嗽而脉沉紧，则不仅表有寒，而且里亦有寒。因为如果纯属表寒，则其脉必浮紧。既属表里俱寒，自应表里兼治（如麻黄细辛附子汤等），甚至还要采取先温其里（如四逆汤）后解其表（如桂枝汤）的治法。医者开始但从表治，而用华盖散，显然不够恰当，其里阳必因表散而更加受伤，虽然接着用了黄芪建中汤，表寒略解，但至六七日，而见昏睡、谵语、四肢微厥等症，可见体内阳虚已甚。其昏睡亦即少阴虚寒的蜷卧欲寐，其谵语应属少阴虚寒的郑声（当然，也有因少阴阴盛格阳于上而见假热谵语的），其四肢微厥更属寒厥无疑。因此，医者改用姜附汤，并外灸关元百壮。由于处理得当，故阳回于内，而里和表解，邪从汗出而愈。

200案与199案基本相同，其昏谵妄语，或为轻怯的郑声，或属格阳的假热。其脉弦大，必重按无力。正由于本案属少阴阴盛阳衰，故医者考虑采用外灸关元，内服姜附汤，以峻温回阳，三服后，因阳气回复，而寒从汗解。

201 案病起即四肢厥逆而脉八九至，显属寒邪直中少阴，而微阳欲脱之象。其脉八九至，必是见于沉而微细之中。如薛慎庵说："人知数为热，不知沉细中见数为寒甚，真阴寒证，脉常有一息七八至者，尽概此一数字中，但按之无力而散耳，宜深察也。"因此，医者即投姜附汤峻温回阳，服后阳气即回，而寒从汗解。

202 案，恶热目赤，烦渴引饮，极似阳明实热证。但从脉七八至而按之则散来看，可知其热象是属阴盛格阳的无根之火，这较之上案四肢厥逆而脉八九至者更为严重，故医者用姜附汤加人参以急救之。

203 案为少阴伤寒误汗动血之候。《伤寒论》第 294 条云："少阴病，但厥无汗，而强发之，必动其血，未知从何道出，或从口鼻，或从目出者，是名下厥上竭，为难治。"本案实足为本条的有力注解。由此可见，本案伤寒数日，必有少阴病但厥无汗等症存在，前医辨证不明，强发少阴之汗，以致动血，始则鼻中衄血，继则脐中出血，其咽干烦渴（阳证）与脉弦细（阴脉）同时出现，可见是属真寒假热之象，乃阳气虚甚，既不能布津以上润，又不能摄血而外溢所致。故后医改用姜附汤峻温回阳，服后阳气回而阴血敛，故血即止，而邪从汗解。

附子汤证

（204）彭某，手足寒，背恶寒，口中淡，身体骨节痛，脉

沉微。张耀裕用附子汤三剂治愈。（《函讯》）

（205）廖某，怯寒，背腹膝下尤甚，纵在炎夏亦需着厚衣袜，略一露风，即寒甚而肌肤粟起以致战抖，头晕，夜间盗汗，脉微细。曾大犹用附子汤合桂枝汤加牡蛎等味，十剂而愈。（《函讯》）

《伤寒论》附子汤证分见于第 304、305 条，它以口中和、背恶寒、身体痛、手足寒、骨节痛、脉沉微为主症，是因少阴阳气内虚而外受寒湿所致。附子汤具有扶助阳气、祛散阴邪的作用，故能主治本证。

今就上列各案分析如下：

204 案症见手足寒，背恶寒，口中淡，身体骨节疼痛，脉沉微，完全符合《伤寒论》第 304、305 条的脉症，故医者投以附子汤三剂即愈。本案身体骨节疼痛，是因风寒湿邪阻滞经络，而阳气虚弱，不能健运流行所致。李缵文说："此方扶正达邪，为寒湿风湿身痛仙丹。"从本案来看，李氏之言，是信而有征的。

205 案，怯寒，背腹膝下尤甚，纵炎夏亦须着厚衣袜，略一露风，即寒甚而肌肤粟起以至战抖，头晕，夜间盗汗，脉微细，显属少阴阴寒内盛而阳气衰微，故医者采用扶阳益气的附子汤为主方，并因其体表荣卫不固（盗汗）而配合桂枝汤以调补荣卫，且加牡蛎等味以固涩止汗。由于用药得法，故能十剂而愈。

真武汤证

（206）一人发热，医进小柴胡汤，因升散太过，致多汗亡

阳，而恶寒甚，筋惕肉瞤，脉细欲绝。滑伯仁进真武汤七八服，病稍减，更服附子至七八枚，乃愈。（《续名医类案》）

（207）一人，初病恶风，身微汗而脉弱，医误汗以麻黄汤，遂漏不止，发热，心痛惊悸，夜不得卧，谵语，不识人，筋惕肉瞤，振振动摇。许叔微三投真武汤而大减，调理而愈。（《伤寒九十论》）

（208）一人，伤寒八九日，耳聋无闻，多汗惊悸，脉弱。许叔微投以真武辈，数日耳有闻而愈。（《伤寒九十论》）

（209）赵某，患水气咳嗽而喘，医误认为伤风而投以风药，面目尽肿，喘逆愈甚。吴孚先以真武汤温中镇水，诸恙悉平。（《名医类案》）

《伤寒论》真武汤证，分见于第82、316条，它以头眩、身瞤动、振振欲擗地、四肢沉重疼痛、心下悸、小便不利为主症。本证是因少阴阴盛阳衰，水气泛滥所致。真武汤具有温阳利水的作用，故能主治本证。又本方附子、白术与芍药同用，寓收敛于温补之中，故对亡阳虚脱证亦有良效。但如用于亡阳虚脱证，方中生姜改为干姜更妥。

今就上案分析如下：

206案发热，医进小柴胡汤而致多汗亡阳，可见其发热必与少阴有关，很可能是太阳与少阴同病的发热，本宜采取麻黄细辛附子汤或麻黄附子甘草汤的表里同治法，甚至还要采取先用四逆汤温其里后用桂枝汤解其表的先里后表的治法才对。前医不察，误用小柴胡汤（有的医生喜用小柴胡汤退热，认为此方是和解法，很稳当。其实似此不辨证的泛用，是很不稳当的），致使体内虚阳因升散而外亡，故现恶寒甚、筋惕肉瞤、脉细欲绝等症。这与《伤寒论》第38条误用大青龙汤于脉微弱、汗出、恶风的表虚证，以致汗多亡阳，所造成的厥逆、筋惕肉瞤的恶果是类似的。该条误汗亡阳变证，不少注家认为当用真武汤救治，后医即采用之而获效。且从其服附子至七八枚始愈来看，可见其亡阳之甚。

207案，初病恶风汗出，脉弱，明明是表虚证，应该用桂枝汤解肌，而前医误用麻黄汤发汗，以致汗漏不止而出现筋惕肉瞤、振振动摇的亡阳重证。其所以谵语不识人，心痛惊悸，夜不得卧，是因多汗耗伤心神气液所致。其所以发热，是因虚阳浮越所致。故后医改用真武汤，三剂而病大减。

208案伤寒八九日，耳聋无闻，多汗，惊悸，脉弱，是因多汗耗伤少阴心气所致。由于心主血藏神而寄窍于耳，行血于脉，心气不足，不通于耳，则耳聋无闻，神失所依则惊悸不宁，行血无力则脉弱。因此，医者采用真武辈以温补少阴阳气而治愈。《伤寒论》第75条云："未持脉时，病人手叉自冒心，师因教试令咳而不咳者，此必两耳聋无闻也，所以然者，以重发汗，虚故如此。"本案即其例证。但伤寒耳聋，如属少阳风火壅闭而成，则属实证，多兼口苦咽干、目眩目赤等症，与本案耳聋属少阴心气耗伤者大不相同，当细辨之。

209案的水气咳嗽而喘证，前医投以祛风表药，而面目尽肿，喘逆愈甚，可见其病在里而不在表。一般水气咳喘，在表者多关太阳，治宜发汗利水；在里者多关少阴，治宜温化利水。因此，本案医者采用真武汤益火煨土而渗利水邪，由于治疗得法，故服后诸恙悉平。

茯苓四逆汤证

（210）邹男，恶寒发热，无汗，口渴，饮水即吐，食欲不振，大便不通，舌苔黑而润滑，脉弦细紧。医进大小柴胡汤无效。龙定邦用茯苓四逆汤，一剂舌黑转淡，口渴亦减，二剂吐止，而舌黑转灰黄，寒热渐退，四剂病去十之七八，调理数日而愈。（《函讯》）

《伤寒论》茯苓四逆汤证，见于第 69 条，它以烦躁为主症（根据多数注家意见，认为尚有四肢厥逆、心下悸、小便不利、脉微等症伴随存在），是因少阴火衰水盛所致。茯苓四逆汤具有扶阳利水的作用，故能主治本证。本案初病寒热，继而寒热不退，食欲不振，大便不通，而脉弦，前医或从少阳证治而用小柴胡汤，或从少阳兼阳明证治而用大柴胡汤，都未见效，可见其病不在少阳。从其舌苔黑而润滑，口渴饮水即吐，食欲不振，脉弦细紧来看，实属脾肾阳虚而水湿内盛所致。在本案见症中，舌苔黑而润滑是辨证要点，因为这是脾肾阳虚而水湿内盛的重要标志。其脉弦细紧与舌苔黑滑、口渴饮水即吐同时出现，显然不属少阳证，而属体内阳衰阴盛，水饮内停之象。其寒热无汗，口渴，饮水即吐，食欲不振，大便不通，是因水湿壅中而胃气不降所致。因此，后医采用茯苓四逆汤，温补脾肾之阳气，以化中焦之湿浊。尤其是本方重用茯苓为君，渗利水邪，使从小便而去，甚合本证病机。故仅服一剂，即舌黑转淡而口渴亦减，二剂吐止而舌黑转灰黄，寒热亦渐退，这都是里阳渐复而水湿郁遏渐解之象。

麻黄细辛附子汤证与麻黄附子甘草汤证

（211）蒋某妻，伤寒，头痛腰痛，发热而恶寒甚，虽覆厚衣被不减，舌苔黑润，脉沉细紧。王经邦用麻黄细辛附子汤，一剂汗出至足而愈。（《全国名医验案类编》）

（212）陈某，发热而恶寒甚，头痛，咳嗽，舌淡而润，脉沉而细。饶星连用麻黄细辛附子汤，一剂寒热消失，头痛解除，调理而愈。（《函讯》）

（213）谢某，平素体弱，初病恶寒发热，无汗，头痛剧烈，咳嗽痰稀色白，舌苔白润，脉沉而弱。医进荆防败毒散无效。邓第光投以麻黄细辛附子汤加川芎、白芷，一剂头痛若失，寒热解除。惟仍咳嗽食少，改用六君子汤加附子，四剂而愈。（《函讯》）

（214）张某，因外感风寒，内伤生冷，而致发病，发热，恶寒，无汗而脉沉。曾昭仪用麻黄细辛附子汤加人参、白术、甘草、半夏、陈皮，一剂即效。（《函讯》）

（215）傅某，发热，精神不爽，但欲寐，脉沉细。周仁元用麻黄细辛附子汤，二剂获效。（《函讯》）

（216）高某，身无寒热，二便如常，但欲寐，强呼之醒，予之食，食已又沉沉睡去，脉微细。姜佐景用麻黄细辛附子汤加神曲、麦芽，一剂脉略起，睡稍减，守原方加减服至五日，而疹出密布全身，微汗，五日不收，胸闷不除，大热不减，改用麻杏甘石汤重剂治愈。越月，又因感寒，而复发嗜睡之证如前，仍按前法用麻黄附子甘草汤治愈。（《经方实验录》）

（217）周女，沉迷不醒，手足微厥，脉象微细。姜佐景询知平日多痰，常有厥意，必剧吐而后快。乃投以麻黄细辛附子汤加半夏、生姜，一剂即精神振奋，不复沉迷，二剂而手足温，调理而愈。（《经方实验录》）

（218）钟某，下利月余，经医用寒药利止后，二便不通，而腹胀满，小腹按之如冰，叩之如鼓，面色暗白，舌苔白腻而质淡红，脉沉细。陈林芳用麻黄附子甘草汤去甘草加杏仁（麻黄一两，杏仁四钱，附子三钱），服后约半小时，小便即通，次日大便亦通，而病渐愈。（《函讯》）

《伤寒论》麻黄细辛附子汤证和麻黄附子甘草汤证，分见于第301、302条，它们以发热而脉沉为主症，是因太阴伤寒而表病里虚所致。麻黄细辛附子汤和麻黄附子甘草汤具有发表温里的作用，故能主治本证。但寒较重者，宜用麻黄细辛附子汤于温里中急汗；寒较轻者，宜用麻黄附子甘草汤于温里中缓汗。

今就上列各案分析如下：

211、212、213、214四案都具有少阴伤寒表病里虚的发热、脉沉，属于麻黄细辛附子汤证，故都用麻黄细辛附子汤获得速效。其中须加分析的是，211案的舌苔黑润，可与上述四逆汤证案中的舌黑而润合看，亦属少阴阳衰阴盛而肾水来克心火之候。

伤寒表病而里虚（太阳与少阴同病）的头痛用麻黄细辛附

子汤已足，不必另加他药，这可从211、212案中获得证明。因此，212案所加的川芎、白芷，似不一定需要。但214案的麻黄细辛附子汤证，因内伤生冷，里虚较甚，而加入人参、白术、甘草、半夏、陈皮，以健脾化湿，则是有必要的。

215、216、217三案，都具有少阴病但欲寐、脉微细的主症，都用麻黄细辛附子汤和麻黄附子甘草汤获效。这是值得进一步分析的。因为麻黄细辛附子汤和麻黄附子甘草汤都是为少阴伤寒表病而里虚的表里同病者立法，上述三案，除215案既有但欲寐、脉沉细的里证表现又有发热的表证表现不容置疑外，216、217两案都只有里证表现而无表证表现，似属四逆汤等所主，而非麻黄细辛附子汤或麻黄附子甘草汤所宜，其实，麻黄细辛附子汤和麻黄附子甘草汤虽为少阴伤寒表病而里虚的表里同病而设，但并不等于绝对不可用于纯里证。二方之中，不仅附子、细辛、甘草可用于里证，即使麻黄除发散表寒外，也有宣通里气和流通里水等作用，这可从《金匮要略》水气病篇少阴水病脉沉用麻黄附子汤（本方与《伤寒论》麻黄附子甘草汤药味完全相同）和里水用甘草麻黄汤等很清楚地看出来。因此，绝不能执定无表证就绝不可用麻黄细辛附子汤或麻黄附子甘草汤。应该指出，二方虽然是少阴伤寒表病里虚的发表温里主方，但对少阴阴寒内闭而阳虚未甚的但欲寐、脉微细，用以温化里寒而宣通里气，醒神明而畅血脉，也是很适合的。所以216、217案虽无表证，而只有但欲寐、脉微细的里证表现，用之亦有良效。其中尤以217案里多痰水，更为适合，故一服（方中加半夏、生姜，亦颇得法）即精神振奋，不再沉迷。至于 216 案的但欲寐、脉微细，服麻黄细辛附子汤愈后而续发麻疹，显非药误，而是因为胎毒乘机外发所致，这可从麻疹服麻杏甘石汤愈后，越月感寒，前证复发，仍用麻黄附子甘草汤治愈，很清楚地看出来。可见患者少阴阳气素虚，感寒即心神内闭，而见但欲寐、脉微细之症，得麻黄细辛附子汤或麻黄附子甘草汤后，则里阳振而血运畅，寒闭开而心神醒，故其证即除。

218 案下利月余，经前医用寒药利止后，而见二便不通，腹胀满，小腹按之如冰，叩之如鼓，面色暗白，舌苔白腻，质色淡红，脉象沉细等症，显属阴盛阳衰于内，而水湿壅滞不通所致。故后医改投麻黄附子甘草汤去甘草加杏仁，用附子以扶阳消阴，用麻、杏以宣利肺气而通调水道，使水湿从小便去，而且杏仁还有下气利肠通便之功。这一加减，既避免了甘草的壅中，又加强了温化宣利的作用，故服后约半小时，小便即通，次日大便亦通，而病痊愈。

在这里，我想谈谈个人运用《金匮要略》麻黄附子汤治水肿的点滴经验。我曾治过多例少阴脉沉的水肿患者，经用本方后，都收到小便数量迅速增多而浮肿显著消退的良好效果。例如：①熊某，浮肿数年，心悸不宁，小便不利，脉沉而左尺尤弱，投以麻黄附子汤（麻黄三钱，附子五钱，甘草五钱），一剂后，小便数量大增，一夜之间多达七八次，浮肿减去十之七八，连服四剂而消退。②万某，浮肿数年，脚部尤甚，脉沉缓，投以麻黄附子汤（麻黄三钱，附子五钱，甘草三钱），一剂后，小便数量大增，浮肿即见消退。由此可见麻黄附子汤通阳利水之功。

桃花汤证

（219）毛某，先患真寒证，腹痛自汗，四肢厥冷，示吉用回阳汤救急而瘥。数日后，又下利如鱼脑，全无臭气，投参附不应，与以桃花汤，三四服愈。（《续名医类案》）

（220）王某，体素虚弱，经事或前或后，最近赤白带下，经来紫黑，淋沥不断已半月，面白无华，神疲思睡，腹微胀，胁微痛，腰脊酸楚，舌红苔白，脉象微细。熊英权初投归脾汤略效，再剂血下反多，体益不支，乃改投桃花汤，以芡实易粳米，加肉桂、阿胶，一剂经漏即止，三剂而竣功。（《江西医药》）

《伤寒论》第306条："少阴病，下利便脓血者，桃花汤主之。"本证是因少阴阳虚不能固摄阴血所致，桃花汤具有温养阳气而固涩阴血的作用，故能主治。

今就上列两案分析如下：

219案在少阴里虚寒证愈后数日，又见下利如鱼脑而毫无臭气，显属阳虚不能固摄阴血所致，故医者投以桃花汤即愈。其所以用参附不应者，或因本案病在血分，非走气分的参附汤所能固涩之故。

220案漏经不止，而见面色无华，神疲思睡，腹微胀，胁微痛，腰脊酸楚，舌红苔白，脉象微细等症，可见不仅肝脾两虚，难以藏血统血（如面白无华、腹微胀、胁微痛、舌苔白等），而且肾中阳虚已甚，不能固摄阴血（如脉微细、神疲思睡、腰脊酸楚等）。故医者先投归脾汤，但从脾治未能奏功，后用桃花汤加味，以温肾固脱为主，即获大效。至其所以用芡实易粳米，并加肉桂和阿胶，不外加强桃花汤温涩止血的作用而已。

黄连阿胶汤证

（221）张某，感冒，发热头痛，经医治愈后，心中烦不得卧，大便结，尿深黄，舌苔黄，脉细数。王桂枝用黄连阿胶汤，二剂心烦大减，睡眠渐安，大便已调，惟尿仍深黄，再进一剂而愈。（《函讯》）

（222）廖某，发热，谵语，彻夜不寐，已五日。陈林芳用黄连阿胶汤，一剂大减，数剂痊愈。（《函讯》）

（223）余某，冬月患失眠，烦躁不宁，而重装拥火，极喜谈话，哓哓不休，口不苦不渴，而腹内如焚，小便难，舌黑光色而无苔，脉细。王玉抱用黄连阿胶汤，一剂夜稍得睡，再剂竟得安眠，调理旬日而愈。（《函讯》）

（224）吴某，壮热多痰，自服黑锡丹增剧，渐致神昏不语，痰鸣如雷，手足厥冷，自指至腕，蓝若靛染，目开吊睛，满口痰塞，不吞不吐，脉伏不见。王玉抱急用黄连阿胶汤灌服，仅得一半下咽，约过半时，蓝色退至手背，眼珠见三分之二，痰声略平。再剂能吞，约一时许，痰若失，手足温，脉亦出，蓝色全退，略能转侧，但语言謇涩，舌焦枯刺指，即为烂煮猪肉与食，病者啖之喜甚，调理数日而安。（《函讯》）

《伤寒论》第303条："少阴病，得之二三日以上，心中烦不得卧，黄连阿胶汤主之。"本证是因少阴热炽阴伤所致。黄连阿胶汤具有清热养阴的作用，故能主治本证。

今就上列各案分析如下：

221案，初因感冒而发热头痛，虽经医治愈太阳表寒证，但少阴心中烦不得卧的里热证继之而起，可见其人少阴素热，当太阳表寒郁阳时，其里热即内应，故表寒证罢，而里热证作。从本案心中烦不得卧而大便结、尿深黄、舌苔黄、脉细数来看，显属邪多虚少，即其少阴火热之邪炽甚，而阴液虽伤未甚。故医者投以黄连阿胶汤，用黄连、黄芩清解火热之邪为主，用阿胶、芍药滋养阴液和鸡子黄镇定心神为辅，由于药证相符，故能三剂而愈。

222案发热谵语，彻夜不寐，已五日，而医者采用黄连阿胶汤治愈，可见其证是因少阴心火亢盛而阴液受伤所致，除上述见症外，可能尚有苔黄、舌绛、脉细数等症伴随存在。

223案是因少阴火旺而水亏所致，故现烦躁失眠，极喜谈话，哓哓不休（即谵语之渐），腹内如焚，小便难，舌黑光色而无苔（即舌质色黑而干），脉细等症。其所以重裘拥火，是因火邪内郁所致，实属内真热而外假寒（即热厥之渐）。故医者采用黄连阿胶汤，二剂即得安眠，调理旬日而愈。

224案，壮热多痰，而自服黑锡丹，可以推知其人必系平素肾虚之体，病者疑为阳浮痰涌，故服黑锡丹镇纳。但服后病反增剧，可见病非阳浮痰涌，而是肾阴不足，痰火上冲所致。由于以热治热，痰火冲逆更甚，故渐致神昏不语，痰鸣如雷，目开吊睛，满口痰塞，不吞不吐等症。其手足厥冷，自指至腕蓝若靛染，脉伏不见，即少阴热深厥深之候（它与阳明病热深厥深的白虎汤证、承气汤证大不相同，必须细辨。参看前文阳明病白虎汤证、承气汤证的热厥证案）。正因如此，故医者急用黄连阿胶汤灌服，二剂即肢厥回温，脉出痰平，转危为安。最后出现舌焦枯刺指，足见水亏已甚，医者令烂煮猪肉与食，极为得法（因猪为水畜，能大滋肾水），故调理数日而安。本案肢厥脉伏而神昏不语，痰鸣如雷，颇与温病学中痰火内闭心包的安宫牛黄丸证相合，一般可能采用安宫牛黄丸等主治。本案医者独主以黄连阿胶汤，并收到速效，可称卓见，值得重视。

猪苓汤证

（225）蒋某，呕吐泄泻，咳嗽，烦渴不眠，小便不利。李师金用猪苓汤一剂治愈。（《函讯》）

（226）詹某，大热，大汗，大渴，脉洪大，烦躁而尿难。王玉抱用猪苓汤一剂而愈。（《函讯》）

（227）胡某，吐泻，口渴，小便不利，医用五苓散无效。杨寿康乃用猪苓汤，日服二剂而愈。（《函讯》）

《伤寒论》猪苓汤证，分见于少阴和阳明两篇，第319条云："少阴病，下利六七日，咳而呕渴，心烦不得眠者，猪苓汤主之。"第223条云："若脉浮发热，渴欲饮水，小便不利者，猪苓汤主之。"它以小便不利而烦渴不眠为主症。是因湿热（热盛于湿）伤阴所致。猪苓汤具有清利湿热兼滋阴液的作用，故能主治本证。

今就上案分析如下：

225 案见症与《伤寒论》少阴病第 319 条证完全相同，是因湿热伤阴所致，故医者投以猪苓汤清利湿热兼养阴液，一剂而愈。

226 案，大热，大汗，大渴，烦躁，脉洪大，似属阳明病白虎汤证。今医者依据尿难一症而投以猪苓汤，一剂治愈，可见其病是因胃家有热而膀胱有湿所致。但本案叙症尚欠详明，只能供作参考。

227 案，吐泻，口渴，小便不利，前医从湿热（湿盛于热）伤阳论治，用五苓散无效。后医乃改从湿热（热盛于湿）伤阴论治，投以猪苓汤，由于辨证精确，故能日进二剂而愈。

猪肤汤证

（228）徐某，素禀阴虚多火，且有脾约便血证，十月间患冬温，发热咽痛，医用麻仁、杏仁、半夏、枳壳、橘皮之类，遂喘逆倚息不得卧，声为哑，头面赤热，手足逆冷，脉虚大微数。张璐初与葳蕤、甘草等不应，为制猪肤汤一剂，令隔汤炖热，不时挑服，三日声清，尽剂而痛若失。（《张氏医通》）

《伤寒论》第 310 条："少阴病，下利咽痛，胸满心烦，猪肤汤主之。"本证是因热客少阴而水亏火旺所致。猪肤汤具有滋水清火的作用，故能主治。本案体素阴虚火旺，且有脾约便血，足见少阴与太阴之阴液素亏。当冬月温邪上受犯肺之时，其脾肾阴虚的素热即起而内应，故不仅见有发热面赤、咽痛声嘎、喘逆倚息不得卧之症，而且由于两热相合，至热深厥深，而现手足逆冷之症。其所以脉呈虚大微数，是因病属虚热而非实热之故。而且这个虚热病机重心在少阴，也可以说其本在少阴而标在太阴。所以医者先投麻仁、杏仁、葳蕤、甘草等润肺之品无效（其先用的半夏、橘皮、枳壳等燥脾下气之味，更与本案病机相反），而后进滋肾润肺、清热降火的猪肤汤即获速效。

炙甘草汤证

（229）一人伤寒八九日，医见热甚，以凉剂下之，又食梨，渐致四肢冷，时昏愦，心动悸，呃逆不绝，色变青黄，神疲蜷卧，目不欲开，恶与人语，脉动而中止。罗天益以炙甘草汤治之，减生地黄，恐损阳气，初服无效，再剂选药气味厚者煎服之，病遂减半，再服即愈。（《卫生宝鉴》）

（230）杨某，病已两月，关节酸痛，心动悸，脉结。李魁岸等用炙甘草汤去麻仁，加酸枣仁、防己、木瓜等，初服三剂，脉结即除，继进十五剂，其病似愈，因停药三周而复发，再服原方三剂而愈，随访二月未再发作。（《中医杂志》）

《伤寒论》第177条："伤寒，脉结代，心动悸，炙甘草汤主之。"本证是因伤寒而少阴阴阳气血亏虚所致。炙甘草汤具有双补少阴阴阳气血而调和荣卫以解表的作用，故能主治。230案即属少阴阴阳气血素虚而伤寒之候，但因误服凉药，又内伤生冷，体内阳气更虚，故除见有心动悸、脉动而中止等症外，还见有四肢冷，时时昏愦，神疲蜷卧，目不欲开，恶与人语，呃逆不止，色见青黄等虚寒之象（虚寒证中见呃逆不止，可见阳虚有欲脱之势）。故医者采用炙甘草汤而减去生地黄，并选药之气味雄厚者与之，一服即减，再服而愈（足见中药品质高低足以左右中医的临床疗效）。

230 案为少阴阴阳气血俱虚而外感风湿之候，故既现有心动悸，脉结，又见有关节酸痛等症。由于医者恰当地在炙甘草汤中加用了防己和木瓜，既补内虚，又祛风湿，故能药到病除。

炙甘草汤所主治的心动悸、脉结代症，显然属于西医所说的心律失常的范围。中医临床实践证明本方对本病颇有效验，值得重视和研究。

厥阴病

乌梅丸证

（231）一人消渴，饮水不止，胸中疼热，气上冲心，吐蛔，已八九日，脉沉迟缓。许叔微因病人饮水过多，先以苓桂术甘汤治其水，后以乌梅丸调其寒热治其蛔，数日而愈。（《伤寒九十论》）

（232）李孩，病经十余日，时有微热，心烦不安，饥而不能多食，上腹部时痛时止，痛甚时肢厥，曾吐蛔虫数次，每次一两条，舌苔薄白，脉象沉弦。杨伯勤用乌梅丸作汤与之，三服后证如失。（《函讯》）

（233）易女，腹痛月余，时觉有气自脐下上冲心，而面热如醉，须臾其气自降而稍舒，心中疼热，口燥咽干，饥而食不下，呕吐酸苦黄水，曾吐蛔数条，四肢厥冷，面唇萎白，舌淡苔少，脉象沉微。刘翔云用乌梅丸作汤与之，一剂病稍减，三剂病减半，五剂病痊愈。（《函讯》）

（234）李孩，脐上剧痛阵作，痛时腹部有物梗起，欲得手按，吐蛔，面色乍赤乍白，不思饮食，肌肉瘦削，舌苔淡白而

舌尖有赤点，脉沉而细。罗道揆用乌梅丸作汤与之，二剂下蛔虫十余条，腹痛减轻，六剂痊愈。（《函讯》）

（235）唐女，右上腹剧痛拒按，痛时自觉有物上攻，一日发作数次，痛甚则牵引腰背，辗转叫喊，头晕出汗，胸闷心烦，口渴饮水即吐，八天吐蛔四条，不能食，有时四肢厥冷，有时通身发热，皮肤发黄，舌苔黄腻，而舌边呈灰色，有圆形斑点，脉浮弦而按之弱。周裕仁初用乌梅丸（加姜、枣）作汤与之，一剂腹痛口渴均减，继用乌梅丸合小柴胡汤，服后热退而四肢不厥，腹痛发作次数减少，心烦渐除，呕吐停止，略能食粥。守原方加减，连进八剂，腹痛渐由上移下，下蛔虫十余条而愈。（《函讯》）

（236）余孩，素患疝气，阴囊坚肿。近病四日，微热微渴，饮水即吐，曾吐蛔四条，食不下，大便时秘时泻（已二日未行），少腹坚急，小便短少而清，精神萎靡，四肢厥冷，脉象微细。彭仁用乌梅丸加吴茱萸、小茴香、丁香、橘核，一剂即四肢回温，便通呕止，患儿索食，继进三剂，诸症悉除，疝肿亦消。（《函讯》）

（237）程子，病已旬余，腹痛，不思饮食，渐致时而握拳狂躁，高呼打人，时而静卧，脉洪大。吴太元投以乌梅丸，服后下蛔虫甚多而愈。（《函讯》）

（238）彭女，腹痛绕脐，有物梗起，胀闷不堪，呕吐不能食，食则痛甚而大汗肢厥，肌肉瘦削，精神呆滞，大便三日未行，舌苔白，脉沉细。罗道揆用乌梅丸加减（去细辛、人参，加使君子、川楝子、大黄）作汤与之，二剂下蛔虫二十余条，腹痛减轻调

理而愈。（《函讯》）

（239）刘孩，壮热抽搐，牙关紧闭，目赤，脉沉弦紧（经西医检查有蛔虫）。陈林芳用乌梅丸作汤与之，服头煎后，约一时许，抽搐即止，牙关不闭，热势减退，继进二煎，热即全退，连服数剂而愈。（《函讯》）

（240）郭男，右上腹剧痛，牵引肩背胸腰，烦躁欲死，汗出肢冷，以致昏迷不识人，一日二三度发，自觉微热，神倦，不思饮食，食则腹痛更甚，二便少，舌淡而干，脉象濡弱（经西医检查有蛔虫）。罗道揆用乌梅丸作汤与之，一剂痛减，三剂痛止，六剂痊愈。（《函讯》）

（241）韩女，上腹痛甚剧，恶寒发热，经西医检查确诊为胆道蛔虫症。因病家拒绝手术，而就中医治疗，漆济元用乌梅丸作汤与之，二剂痛减，五剂痛除而愈。（《函讯》）

（242）刘孩，腹痛半月，时发时止，发则绕脐而痛，膨胀拒按，呼号不已，四肢厥冷，面青唇白，干呕心烦，口渴思冷饮，不欲食，溺赤，大便泄泻日四五次，舌苔白滑，脉象沉微。刘翔云用乌梅丸作汤与之，一剂腹痛减轻，四肢回温，四剂痊愈。（《函讯》）

（243）刘男，发热，日轻夜重，四肢厥逆，手足冷至肘膝以上，指甲呈茄皮色，头重，饥而不欲食，气上冲心欲呕，舌苔黑厚，脉乍大乍小，甚至如绝。经西医确诊为单核细胞增多症。刘道洋用乌梅丸作汤与之，一剂热退安睡，守原方服至五剂，而病渐愈。后因便溏尿白，改用附子理中汤竟功。（《函讯》）

（244）罗女，泄泻，匝月未已，渐致发热口渴，四肢厥冷，不省人事，遗便，脉沉细。罗道揆用乌梅丸作汤与之，三剂而愈。
（《函讯》）

（245）张女，胸背彻痛，按之不减，辗转反侧，汗出如淋，微热，饮水不多，饥而不欲食，食则痛更甚，少气不足以息，脉沉细。罗道揆用乌梅丸（加白芍）作汤与之，兼针中脘、内关、肝俞、胆俞等穴，服药五剂，针三次后，疼痛大减，十剂痛止，最后改用六君子汤、理中汤调理而痊愈。（《函讯》）

（246）刘某，因冒雨受湿，致周身疼痛剧烈，四肢屈伸不利，日轻夜重，恶寒无汗，面白，喉间灼热，饮食少思，舌苔白滑，脉沉迟细。罗道揆用乌梅丸加苍术、白芍作汤与之，三剂恶寒即罢，身痛亦减，但喉中灼热更甚，仍守原方去干姜，加牛蒡子，服至十二剂而愈。（《函讯》）

（247）郭某，泄泻二月，时轻时重，渐致赤白杂下，色暗而腥臭，日夜数十行，腹痛欲按，里急后重，脱肛，饮食不思，面黄肌瘦，神疲肢软，四肢厥逆，小便清长，恶风，欲得被覆，而又烦躁不安，舌苔白腻，脉微欲绝。罗道揆用乌梅丸加减作汤与之，八剂痊愈。（《函讯》）

（248）李某，患疟，间日或三日一作，发时寒则拥厚被而烤烈火，热则欲裸卧湿地，大汗口渴，热退则肢冷口淡，面色枯黄，四肢无力，小便清长，舌白而干，脉沉而弱。罗道揆用乌梅丸加减作汤与之，五剂疟止，后用四兽饮、附桂理中汤调理而痊愈。（《函讯》）

《伤寒论》乌梅丸证见于第338条，它以吐蛔而厥、时烦时静、得食而呕、脉微为主症（又主久利）。并应参合第326

条"消渴气上撞心，心中疼热，饥而不欲食，食即吐蛔"和"厥
热往来"等症。本证是因厥阴上热下寒而里虚风动所致，乌梅
丸具有调和寒热和补虚息风的作用，故能主治本证。

今就上列各案分析如下：

231、232、233、234、235、236 六案，都有吐蛔症，故都
用乌梅丸获得速效。

从证来看，此六案除都见有吐蛔，还有以下三个特点：①寒
热虚实错杂证都很明显。②舌上或见圆点。一般认为，下唇内
侧见簇状突起小圆点，即为虫积。③脉象多沉，但也有见浮的。
这是因为本证寒热错杂，有时寒盛则沉，有时热盛即浮（甚至
洪大）。但本证寒盛时多，故脉沉时亦多，而且多兼微细迟缓
濡弱或弦紧之象。

从治来看，此六案都用乌梅丸主治，收效都很迅速，一般
极少加减，且多改作汤剂。

237、238、239、240、241、242 六案，虽无吐蛔，但都属
蛔虫病，故都用乌梅丸获得良效。其中 239、240、241、242 四
案服乌梅丸得效，都未明言下蛔，验之临床，确有病愈而不下
蛔的。

这里值得注意的是，237 案的时而狂躁、握拳高呼打人，
239 案的壮热抽搐、牙关紧闭，240 案的昏迷不识人。这是
因为厥阴风木内动，肝火上冲，神魂扰乱所致。在蛔虫病中，
出现这些症状，可以想见古人"蛔感风木之气以生"的推理
来由。

然厥阴病的实质是手足厥阴经脉及其所络属的脏腑（心

包与肝）的气化功能失常，昏、痉、不识人等是其主症，这在外感急性热病的最后阶段（包括寒厥、热厥）是很常见的，而在内伤杂病中，人们往往只局限于蛔厥证，对因手足厥阴经脉及其所络属的脏腑（心包与肝）的气化功能失常，导致昏、痉、不识人等症的厥阴病，常常缺乏足够的认识，本证在临床上稍一疏忽，是绝不可能用到乌梅丸的，故这些案例的经验殊足珍贵。

243案发热，日轻夜重，四肢厥逆，手足冷至肘膝以上，指甲呈茄皮色，饥而不欲食，气上冲心欲呕，脉乍大乍小，显属厥阴病寒热错杂的典型厥热证。故医者投以乌梅丸汤剂，获得较好的疗效。本案曾经西医确诊为"单核细胞增多症"，值得重视。

久泻，发热，口渴，肢厥，神昏，遗便，脉沉细，有真寒假热和寒热错杂之分。属于真寒假热者，是因少阴病阴寒太甚，微阳浮越欲脱所致，宜用通脉四逆汤等主治。244案应属于厥阴病寒热错杂者，其肢厥、神昏、遗便、脉沉细，属真寒；其发热、口渴（其舌苔多黄而质多赤，与真寒假热的舌苔多白而质多淡者，大不相同），亦属真热。故医者采用乌梅丸汤剂，三剂而愈。此案经验殊堪宝贵。

此外，245案的胸痹证，246案的痹证，247案的痢疾，248案的疟疾，都属于厥阴里虚而寒热错杂之证，故都灵活运用乌梅丸而获得良效。由此可见，乌梅丸在临床的使用范围是比较广泛的。

吴茱萸汤证

（249）刘女，病已旬余，头顶痛，喜按，得温即减，腹中嘈杂，食欲不振，干呕，口吐涎沫，手足常厥，舌苔白，脉沉弦细。林鹤和投以吴茱萸汤，四剂而愈。（《函讯》）

（250）刘某，呕吐清水，头痛不能举，医进表散剂益甚，迁延一月不愈，口中和，舌苔白滑，脉沉。投以吴茱萸汤，一剂知，二剂已。（《邋园医案》）

《伤寒论》吴茱萸汤证，分见于第 243、309、378 条，而以厥阴病第 378 条"干呕吐涎沫，头痛者，吴茱萸汤主之"为主。本证主要是因厥阴伤寒，经气不舒，而肝寒犯胃所致。其头痛主要在颠顶部位，痛而紧束喜按，舌苔多白而润滑，脉多沉而弦紧，这是由于足厥阴经脉与督脉会于颠顶，厥阴伤寒，经气不舒之故。其干呕吐涎沫，则是由于风木侮土，肝寒犯胃，内风鼓饮成涎之故。吴茱萸汤能温肝降逆，故对本证有卓效（但因吴茱萸汤也有温胃和温肾的作用，故阳明胃寒的"食谷欲吐"和少阴肾寒的"吐利，烦躁欲死"亦用之）。249 案头顶痛，喜按，得温则减，干呕吐涎沫，肢厥，苔白，脉沉弦细，与 250 案呕吐清水，头痛不能举，而舌白脉沉，都经采用吴茱萸汤获得速效，实足为厥阴病篇第 378 条的有力注释。

白头翁汤证

（251）朱女，年老体壮，热利下重，夜不安寐，苔黄，脉大。曹颖甫用白头翁汤加大黄、芒硝、桃仁、枳实，一剂得快利而愈。（《经方实验录》）

（252）杨某，下利色鲜红，日二十余行，无表证，渴欲饮水，脉洪大。姜佐景用白头翁汤加黄芩、枳实、甘草，一剂大效。（《经方实验录》）

（253）商女，产后下利赤白，里急后重，日夜四十余次，腹痛甚则发厥，口极苦而喜饮，按其胸腹灼手，脉细数。黄仲权用白头翁汤加金银花、白芍、阿胶、黄芩、益元散、荷叶，一剂痛、厥即除，痢亦稀减，调理而愈。（《全国名医验案类编》）

（254）李某，病起恶寒发热，头痛身痛，旋即腹痛，下痢赤白，日十余次，里急后重，肛门灼热，渴喜热饮，口苦，苔黄厚腻，脉濡而数。一医用白头翁汤加木香、槟榔、赤芍、葛根、藿香、神曲，二剂而愈。（《函汛》）

《伤寒论》白头翁汤证，分见于厥阴病篇第371、373条，它以热利下重、渴欲饮水为主症，是因厥阴木火下迫而土中蕴有湿热所致。白头翁汤具有疏木息风、清火燥湿的作用，故能主治本证。

今就上列各案分析如下：

251案热利下重的白头翁汤证，由于苔黄脉大，阳明腑热炽盛，故医者加用大黄、芒硝、枳实，以泻阳明腑中实热。其所以加用桃仁者，是因本案赤痢血瘀之故。根据一般经验，白头翁汤多用于赤痢热盛之证，若白痢湿盛者则不适用。

252案赤痢而渴欲饮水，显属厥阴木火迫土的白头翁汤证。其所以加用黄芩、甘草、枳实，不外加强其清热解毒与行气导滞的作用而已。本案指出"无表证"，很重要。因为如果有表证的话，那就应该采用先表后里的方法或表里同治，而绝不可先用白头翁汤但治其里。且不仅本案如是，他案莫不皆然。

253案下痢后重，口苦渴饮，显属白头翁汤证。但因病在产后，阴血已亏，故脉现细数之象。因此，医者在白头翁汤中，加入阿胶、白芍以滋养阴血。这是完全符合《金匮要略》所谓"产后下利虚极，白头翁加甘草、阿胶汤主之"的。至于其所加金银花、黄芩、益元散、荷叶，则不外加强其清热解毒和升清降浊的作用而已。

254案下利后重，肛门灼热，口苦渴饮，苔黄脉数，显属白头翁汤证。但因本案兼有表证，故医者在白头翁汤中，除加用木香、槟榔、赤芍、藿香、神曲以和里外，并加用葛根以解表。

当归四逆汤证与当归四逆加吴茱萸生姜汤证

（255）叶某，夏日重裘向火，犹不能温，医进附、桂、姜、术等药，愈服愈寒，望其面色紫滞而舌润略呈蓝色，闻其声微呻，微烦，四肢微厥，不饥不渴，尿微黄，便略秘，脉细欲绝。朱可贞用当归四逆汤，一剂得微汗，而撤炉火，二剂去重裘，四剂病痊愈。后因牙龈生痛，经用外科法治愈。（《函讯》）

（256）黄某，素患眩晕，春来偶因过劳，恶寒蜷卧，继之以热，神志昏沉，手足厥冷，口中和，舌无苔，脉细欲绝。朱可贞用当归四逆汤四剂治愈。（《函讯》）

（257）王女，患冻疮，左足内外踝骨下紫黑溃烂，寒热烦疼，昼夜苦楚，寝食俱废。方元义用当归四逆汤日进二剂，外敷玉红膏，服至十四剂，冻疮转红，诸症消失，将近一月而愈。（《函讯》）

（258）蔡男，冒雨受湿，两肩痹痛，时作时止，日渐加甚，以致手不能握物，四肢厥冷过肘膝，指甲青紫，唇紫，腰膝拘急，啬啬恶寒，口中和，舌淡苔白润，脉弦细。陈逸荪用当归四逆汤，连服四剂，肢厥回温，甲色松活，恶寒罢而疼痛减。后以喻氏三痹汤（桑寄生、秦艽、防风、细辛、当归、川芎、白芍、杜仲、牛膝、人参、桂枝、茯苓）与黄芪五物汤调治痊愈。（《函讯》）

（259）李女，月事后期，经来量多，色黑成块，腹痛坠胀难支，久治不愈，面黄唇白，手足厥冷，腰膝无力，食少懒言，舌苔白腻而质色淡红，脉沉而迟。朱可贞用当归四逆加吴茱萸生姜汤，连服五剂，经来紫黑无块，腹痛二日自止，食增神旺，守原方加茴香，再进五剂，而病痊愈。（《函讯》）

《伤寒论》第 351 条说："手足厥寒，脉细欲绝者，当归四逆汤主之。"第 352 条说："若其人内有久寒者，宜当归四逆加吴茱萸生姜汤。"前者是因厥阴血虚表寒所致，故宜当归四逆汤，温通血脉，解散其表寒；后者是因厥阴血虚表寒而兼里寒所致，故宜当归四逆加吴茱萸生姜汤兼温化其里寒（当归四逆汤中加入了吴茱萸和生姜，实已包含着吴茱萸汤法在内）。

今就上列各案分析如下：

255、256 案都具有手足厥寒、脉细欲绝的主症，故都采用当归四逆汤获得速效。但肢厥寒而脉欲绝，极似少阴阳虚的四逆汤证，必须细辨。大抵少阴病四逆汤证的手足厥寒，必脉微欲绝，且多伴有蜷卧欲寐、下利清谷等里寒证表现，可别。如尤在泾说："手足厥冷，脉微欲绝者，阳之虚也，宜用四逆辈，脉细欲绝者，血虚不能温养四末，并不能荣于脉中也。夫脉为血之府，而阳为阴之先，故欲续其脉，必益其血，欲益其血，必温其经，方用当归、芍药之润以滋之，甘草、大枣之甘以养之，桂枝、细辛之温以行之，而尤藉通草之入经通脉以续其绝而止其厥。"沈尧封说："少阴论中脉微欲绝用通脉四逆汤主治，回阳之剂也；此之脉细欲绝用当归四逆汤主治，补血之剂也。"喻嘉言说："此则因风寒中血脉而逆，乃当归为君之所以立也。"唐容川说："此因脉细，知寒在血分，不在气分，故不用姜、附，而但用桂、辛以温血也。"由此可见，当归四逆汤所主治的肢厥证，虽然也属寒厥范围，但与四逆汤所主治的肢厥证比较，又有一在气分和一在血分的不同，不可不辨。由此也就可以想见 255 案的肢厥脉细医进附、桂、姜、术等无效的理由所在了。至于 255 案经用当归四逆汤治愈后，而牙齿生痈，是因血分阴证转阳而郁热外发所致。这可与厥阴病篇第 332、335 条所谓"必发痈脓""口伤烂赤"合参。

257 案的冻疮重症，经医用当归四逆汤治愈，是因冻疮为寒凝血脉所致。当归四逆汤具有温通血脉以解散表寒的作用，故有良效。

258 案虽属风寒湿痹证，但因血阳不足，阴邪凝束于表，而见有手足厥寒、脉弦细之症，故亦用当归四逆汤获得良效。

259 案的经来色黑成块，而与月事后期、手足逆冷、腰膝无力、面灰唇白、少气懒言、舌苔淡白、脉象沉迟等症同时出现，可见病属阳虚寒凝血滞所致，故医者采用当归四逆加吴茱萸生姜汤以温阳祛寒而活血调经，数剂而愈。

干姜黄芩黄连人参汤证

（260）一药商，仲秋患噤口痢，匀饮不入，下利如烟袋水，极臭，日夜无度，奄奄卧榻，瞑目待毙，脉细不乱。王玉艳用干姜黄芩黄连人参汤治愈。（《函讯》）

（261）一妇，浮肿如瓠瓜，呕利不止，但虽呕而略能进食，泻利是粪，舌如镜面，又如猪肝色，脉微细略数。王玉艳用干姜黄芩黄连人参汤，数剂霍然。（《函讯》）

《伤寒论》第 359 条："伤寒本自寒下，医复吐下之，寒格更逆吐下。若食入口即吐，干姜黄芩黄连人参汤主之。"本证是因里虚而上热下寒所致。干姜黄芩黄连人参汤具有调和寒热而补里虚的作用，故能主治本证。

今就上案分析如下：

260 案的噤口痢，是因里虚而寒热错杂所致，故医者采用干姜黄芩黄连人参汤获效。它和噤口痢的里虚热证与里虚寒证不同，必须明辨。里虚热证是因热盛津枯，胃不主纳所致，多见有唇红气粗，脉数心烦，如食入口，粗糙难咽等症，宜用仓连人参汤（人参、黄连、陈仓米）救胃焚以生津液。里虚寒证是脾胃阳衰，消纳失职所致，多见有胸腹膨胀，恶闻食臭，手足厥冷，脉象微弱等症，宜用香砂温胃饮（人参、白术、干姜、甘草、木香、砂仁、陈皮、扁豆、当归）醒脾温胃。

261 案浮肿，呕利不止，而舌光如镜，显属湿热阻中，而脾胃大虚之候（舌光如镜而不生苔垢，亦犹土地枯瘠而不生草木），幸虽呕而略能食，虽利而尚成粪，可见中土生气尚存一线。又脉虽细而不乱，可见元气尚未离根。故医者采用干姜黄芩黄连人参汤温中培土、燥湿清热而获效。

麻黄升麻汤证

（262）李子，曾两次患喉疾，一次患溏泄。今复患寒热病，十余日不退，始终无汗，头痛，骨节疼，腹痛，喉间尽白而腐，吐脓样痰血，口渴尿少，脉沉缓而微，不能辨其至数，两足少阴脉似有似无。曾服泻盐三次，以致水泻频频。陈逊斋用麻黄升麻汤治愈。（《陈逊斋治案》）

《伤寒论》第 357 条："伤寒六七日，大下后，寸脉沉而迟，手足厥逆，下部脉不至，喉咽不利，唾脓血，泻利不止者，为难治，麻黄升麻汤主之。"本证是因表病误下邪陷，里虚而寒热错杂所致，为《伤寒论》中最复杂的病证。麻黄升麻汤既能解表透邪（如越婢汤的麻黄、石膏、甘草，和桂枝汤的桂枝、白芍、甘草等），又能清里（如白虎汤的石膏、知母、甘草，和黄芩汤的黄芩、白芍、甘草等）解毒（如升麻、甘草等），既能温中培木以祛寒湿（如理中汤的干姜、白术、甘草，和苓桂术甘汤等），又能滋阴养血（如当归、白芍、葳蕤、天冬、知母、甘草等）。由于本方具有如此全面的作用，故能主治上述表里寒热虚实错杂之证。后世有的注家因本方药味太庞杂，不类其他经方，而疑为后人所附，多未予以重视，极少有人应用于临床，今得此案以坐实之，足证本方药味虽多，绝非杂凑，其中实寓有精义，值得探讨。

附 太阳病提要

一、本病

（一）表证（经病）

脉浮，头项强痛而恶寒。

1. 中风

太阳病，发热，汗出，恶风，脉缓者，名为中风。

太阳中风，阳浮而阴弱……鼻鸣干呕者，桂枝汤主之。

太阳病，头痛发热，汗出恶风者，桂枝汤主之。

太阳病，项背强几几，反汗出恶风者，桂枝加葛根汤主之。

喘家作，桂枝汤加厚朴杏子佳。

太阳病，初服桂枝汤，反烦不解者……却与桂枝汤则愈。

太阳病，项背强几几，无汗恶风者，葛根汤主之。

太阳病，外证未解，脉浮弱者，当以汗解，宜桂枝汤。

太阳病，外证未解，不可下也，下之为逆，欲解外者，宜桂枝汤。

2. 伤寒

太阳病，或已发热，或未发热……脉阴阳俱紧者，名曰伤寒。

太阳病，得之八九日……身必痒，宜桂枝麻黄各半汤。

太阳病，头痛发热……无汗而喘者，麻黄汤主之。

太阳中风，脉浮紧，发热恶寒，身疼痛……大青龙汤主之。

伤寒表不解，心下有水气……或喘者，小青龙汤主之。

伤寒心下有水气，咳而微喘，发热不渴……小青龙汤主之。

太阳病，脉浮紧，无汗发热，身疼痛，八九日不解……麻黄汤主之。

太阳病，脉浮紧，发热，身无汗，自衄者，愈。

脉浮者，病在表，可发汗，宜麻黄汤；脉浮而数者……宜麻黄汤。

伤寒，脉浮紧，不发汗，因致衄者，麻黄汤主之。

（二）里证（腑病）

1. 停水

服桂枝汤或下之……小便不利者，桂枝去桂加茯苓白术主之。

太阳病，发汗后……若脉浮，小便不利，微热消渴者，五苓散主之。

发汗已，脉浮数，烦渴者，五苓散主之。

伤寒，汗出而渴者，五苓散主之；不渴者，茯苓甘草汤主之。

中风，发热……渴欲饮水，水入则吐者，名曰水逆，五苓散主之。

太阳病，小便利者，以饮水多，必心下悸，小便少者，必苦里急也。

2. 蓄血

太阳病不解，热结膀胱……但少腹急结，乃可攻之，宜核桃承气。

太阳病六七日……以太阳随经，瘀热在里故也，抵当汤主之。

太阳病，身黄脉沉结……其人如狂者，血症谛也，抵当汤主之。

伤寒，有热，少腹满……当下之，不可余药，宜抵当丸。

3. 结胸

伤寒六七日，结胸热实……心下痛，按之石硬者，大陷胸汤主之。

伤寒十余日，热结在里……但头微汗出者，大陷胸汤主之。

小结胸病，正在心下，按之则痛，脉浮滑者，小陷胸汤主之。

寒实，结胸，无热症者，与三物小陷胸汤，白散亦可服。

二、合病

（一）太阳阳明

太阳、阳明合病者，必自下利，葛根汤主之。

太阳与阳明合病，不下利，但呕者，葛根加半夏汤主之。

太阳与阳明合病，喘而胸满者，不可下，宜麻黄汤主之。

（二）太阳少阳

伤寒五六日，中风，往来寒热，胸肋苦满……小柴胡汤主之。

太阳与少阳并病，头项强痛，或眩冒……当刺期门。

伤寒六七日，发热微恶寒，支节疼痛，微呕……柴胡桂枝汤主之。

太阳、少阳并病，而反下之，成结胸，心下硬……其人心烦。

太阳、少阳并病，心下硬，颈项强而眩者……慎勿下之。

太阳与少阳合病，自下利者，与黄芩汤，若呕者，黄芩加半夏生姜汤主之。

三、杂病

（一）温病

1. 风温

太阳病，发热而渴，不恶寒者……一逆尚引日，再逆促命期。

发汗后，不可更行桂枝汤，汗出而喘……可与麻杏甘石汤。

2. 温热

服桂枝汤，大汗出后，大烦渴不解……白虎加人参汤主之。

伤寒病……舌上干燥而烦，欲饮水数升者，白虎加人参汤主之。

伤寒，无大热，口燥渴，心烦，背微恶寒者，白虎加人参汤主之。

伤寒，脉浮……渴欲饮水，无表证者，白虎加人参汤主之。

伤寒，脉浮滑，此为表有热，里有寒，白虎汤主之。

（二）风湿

伤寒八九日，风湿相搏，身体疼烦……脉浮虚而涩者，桂枝附子汤主之；若其人大便硬，小便自利者，去桂枝加白术汤主之。

风湿相搏，骨节烦疼掣痛……或身微肿者，甘草附子汤主之。

（三）热入血室

妇人中风，发热恶寒，经水适来……当刺期门，随其实而泻之。

妇人中风七八日，续得寒热，发作有时……小柴胡汤主之。

妇人伤寒，发热，经水适来……无犯胃气及上二焦，必自愈。

（四）脏结

何谓脏结？答曰：如结胸状，饮食如故……舌上白胎滑者，难治。

脏结无阳证，不往来寒热，其人反静，舌上苔滑者，不可攻也。

病胁下素有痞，连在脐旁，痛引少腹，入阴筋者，此名脏结，死。

四、坏病

（一）汗后

1. 亡阳

（1）重证

太阳病，发汗，遂漏不止……桂枝加附子汤主之。

伤寒，脉浮，自汗出，小便数，心烦，微恶寒……四逆汤主之。

问曰：证象阳旦，按法治之而增剧，厥逆咽中干……故病可愈。

若脉微弱，汗出恶风者，不可服，服之厥逆，筋惕肉瞤，此为逆也。

太阳病，汗出不解……身瞤动，振振擗地者，真武汤主之。

（2）轻证

发汗过多，其人叉手自冒心，心下悸，欲得按，桂枝甘草汤主之。

发汗后，其人脐下悸者，欲作奔豚，茯苓桂枝甘草大枣汤主之。

发汗后，胀满者，厚朴生姜半夏甘草人参汤主之。

发汗，病不解，反恶寒者，虚故也，芍药甘草附子汤主之。

太阳病，发汗后……若脉浮，小便不利，微热消渴者，五苓散主之。

发汗已，脉浮数，烦渴者，五苓散主之。

伤寒，汗出而渴者，五苓散主之；不渴者，茯苓甘草汤主之。

未持脉时，病人叉手自冒心……以重发汗，虚故如此。

发汗后，饮水多必喘，以水灌之亦喘。

发汗后，水药不得入口为逆，若更发汗，必吐下不止。

2. 亡阴

（1）重证

太阳病，发热而渴，不恶寒者……一逆尚引日，再逆促命期。

服桂枝汤，大汗出后，大烦渴不解……白虎加人参汤主之。

伤寒，脉浮，自汗出，小便数，心烦微恶寒……四逆汤主之。

问曰：证象阳旦，按法治之而增剧，厥逆，咽中干……故病可愈。

（2）轻证

发汗后，身疼痛……桂枝加芍姜各一两参三两新加汤主之。

发汗后，不可更行桂枝汤，汗出而喘，可与麻杏甘石汤。

发汗后……不恶寒，但热者，实也，当和胃气，与调胃承气汤。

（二）下后

1. 亡阳

（1）重证

太阳病，桂枝症，医反之下，利遂不止……葛根芩连汤主之。

伤寒，医下之，续得下利清谷不止……救里宜回逆汤。

太阳病，外症未除而数下之，遂协热而利……桂枝人参汤主之。

（2）轻证

太阳病，下之后，脉促胸满者……桂枝去芍药方中加附子主之。

得病六七日，脉迟浮弱，恶风寒，医二三下之……食谷者哕。

伤寒五六日……但满而不痛者，此为痞……宜半夏泻心汤。

心下痞，按之濡，其脉关上浮者，大黄黄连泻心汤主之。

心下痞而复恶寒，汗出者，附子泻心汤主之。

本以下之，故心下痞，与泻心汤，痞不解……五苓散主之。

伤寒，汗出解之后，胃中不和，心下痞硬……生姜泻心汤主之。

伤寒中风，医反下之，其人下利日数十行……甘草泻心汤主之。

伤寒服汤药，下利不止……赤石脂禹余粮汤主之。

2. 亡阴

（1）重证

脉浮数者，法当汗出而愈，弱下之，身重心悸者，不可发汗。

（2）轻证

伤寒五六日，大下之，身热不去，心中结痛者……栀子豉汤主之。

伤寒下后，心烦腹满，卧起不安者，栀子厚朴汤主之。

伤寒，医以丸药大下之，身热不去，微烦者，栀子干姜汤主之。

太阳病，过经十余日，反二三下之……与大柴胡汤下之则愈。

伤寒十三日不解，过经谵语者，以有热也……调胃承气汤主之。

伤寒十三日不解，胸胁满而呕……后以柴胡加芒硝汤主之。

病发于阳，而反下之，热入因作结胸……宜大陷胸丸方。

太阳病，脉浮而动数……医反下之……则为结胸，大陷汤主之；若不结胸……小便不利，身必发黄。

太阳病二三日，不能卧，但欲起……反下之，若利止，必作结胸。

太阳病下之，其脉促不结胸者，此为欲解，脉浮者必结胸也。

太阳少阳并病，而反下之，成结胸，心下硬……其人心烦。

下后，不可更行桂枝汤，若汗出而喘，无大热者，可与麻黄杏仁甘草石膏汤。

（三）吐后

太阳病，当恶寒发热，今自汗出，不恶寒发热，关上脉细数者，以医吐之过也。

太阳病吐之……今反不恶寒，不欲近衣者，此为吐之，内烦也。

病人脉数，数为热，当消谷引食，而反吐者。

太阳病，过经十余日，心下温温欲吐，中略可与调胃承气汤。

（四）汗、下、吐并行后

1. 亡阳

下之后，复发汗，必振寒，脉微细，所以然者，以内外俱虚故也。

下之后，复发汗……脉沉微，身无大热者，干姜附子汤主之。

伤寒，若吐若下后，心下逆满……身为振振摇，茯苓桂枝白术甘草汤主之。

发汗，若下之，病仍不解，烦躁者，茯苓四逆汤主之。

伤寒五六日，已发汗而复下之……柴胡桂枝干姜汤主之。

太阳病，医发汗，遂发热恶寒，因复下之……手足温者易愈。

伤寒吐下后，发其汗，虚，脉甚微……久而成痿。

伤寒发汗，若吐若下，解后，心下痞硬……旋覆代赭石汤主之。

伤寒，大下后，复发汗，心下痞……攻痞宜大黄黄连泻心汤。

2. 亡阴

凡病若发汗，若吐若下，若亡津液，阴阳自和者，必自愈。

大下之后，复发汗，以致小便不利者，亡津液故也。

发汗，吐下后，虚烦不得眠……栀子豉汤主之。

发汗，若下之，而烦热胸中窒者，栀子豉汤主之。

太阳病先下之，而不愈，因复发汗……里未和，然后复下之。

太阳病，重发汗，而复下之，不大便五六日……大陷胸汤主之。

伤寒病，若吐若下后……大渴，舌上干燥而烦……白虎加人参汤。

（五）火攻

1. 亡阳

伤寒，脉浮，医以火迫劫之……桂枝去芍药加蜀漆牡龙救逆汤。

烧针，发其汗，针处被寒……与桂枝加桂汤，更加桂二两。

火逆下之，因烧针烦躁者，桂枝甘草龙骨牡蛎汤主之。

太阳伤寒者，加温针，必惊也。

2. 亡阴

太阳病二日，烦躁，反熨其背，而大汗出，火热入胃，亡中水竭，躁烦，必发谵语。

太阳病中风，以火劫发汗，邪风被火热，血气流溢，失其常度。

形作伤寒……被火者，必谵语，弱者，发热，脉浮，解之，当汗出愈。

太阳病，以火熏之……不得汗，其人必躁……名为火邪。

脉浮热甚，反灸之，此为实，实以虚治，因火而动，必咽燥吐血。

微数之脉，慎不可灸，因火为邪……焦骨伤筋，血难复也。

脉浮，宜汗解，用火灸之，邪无从出……脉浮，故知汗出而解也。

（六）水攻

1. 饮水

太阳病，发汗后……欲得饮水者，少少与饮之，令胃气和则愈。

发汗后，饮水多必喘。

伤寒发热……大渴欲饮水，其腹必满。

太阳病，小便利者，以饮水多，必心下悸。

2. 灌水

发汗后，以水灌之，亦喘。

病在阳……反以冷水潠之，若灌之，其热被却不得去……服文蛤散；若不差者，与五苓散。

诸病证治提要表

一、伤寒

伤寒

- 原因　内外阳气衰微不振，寒邪伤之，遂成伤寒
- 种类
  - 太阳
    - 证象　脉浮紧，头项强痛，体痛，恶寒无汗
    - 治法　麻黄汤
  - 阳明
    - 证象　额前连眼眶胀痛，鼻筑气而流清涕
    - 治法　葛根汤去麻黄
  - 少阳
    - 证象　胁下硬满，干呕，不能食，寒热往来
    - 治法　小柴胡汤
  - 太阴
    - 证象　腹满而吐，食不下，时腹自痛，利不止
    - 治法　理中汤
  - 少阴
    - 证象　下利清谷，小便白
    - 治法　四逆汤
  - 厥阴
    - 证象　手足厥冷，或干呕吐涎沫
    - 治法　吴茱萸汤

二、伤风

伤风

- 原因　营卫空虚，腠理不密，风邪乘虚而入
- 种类
  - 风温
    - 证象　咳嗽恶热，或身热咽痛，或颊肿面赤
    - 治法
      - 咳嗽恶热　桑菊饮加浙贝、前胡、蝉衣
      - 身热咽痛　银翘散加花粉、芦根
      - 颊痛面赤　普济消毒饮去升麻、柴、芩、连
  - 风寒
    - 证象　恶风寒，咳呛，或骨节疼痛，恶寒汗出
    - 治法
      - 恶风咳呛　人参败毒饮
      - 骨痛寒汗　桂枝汤

三、中风

中风 {
　　原因　邪风自外暴至，正气反却，经络脏腑卒为之闭，不得贯通

　　种类 {
　　　中经 {
　　　　证象　筋骨重滞，或腰背反折
　　　　治法 {
　　　　　筋骨重滞　实者换骨丹；虚者小续汤
　　　　　腰背反折　小续命汤
　　　　}
　　　}
　　　中络 {
　　　　证象　骨节疼痛属实，半身不遂属虚
　　　　治法　实者乌药顺气散；虚者大秦艽汤或黄芪
　　　　　　　桂枝五物汤
　　　}
　　　中腑 {
　　　　证象　二便阻隔
　　　　治法　实者三化汤；虚者搜风顺气丸
　　　}
　　　中脏 {
　　　　证象　两手握固，手撒遗尿
　　　　治法　实者牛黄清心丸；虚者参附汤
　　　}
　　}
}

四、类中风

类中风 {
　　证象　类乎中风而实非中风，亦猝倒昏迷

　　种类 {
　　　火中 {
　　　　原因　五志过极
　　　　证象　胸膈热则胸膈烦热，肝胆热则寒热往来，
　　　　　　　肾水不足则身热口渴
　　　　治法 {
　　　　　胸膈有热　凉膈散
　　　　　肝胆有热　小柴胡汤
　　　　　肾水不足　六味地黄丸
　　　　}
　　　}
　　　虚中 {
　　　　原因　劳役过度或房劳过度
　　　　证象　神气惨惨，脉虚软
　　　　治法 {
　　　　　中虚大便溏软，补中益气汤、六君子汤
　　　　　肾虚腰腿酸软，生脉补精汤、六味地黄汤
　　　　}
　　　}
　　　湿中 {
　　　　原因　湿土生痰，或多食生冷，或远行涉水
　　　　证象　头重体重，体重浮肿，前者湿重，后者湿重
　　　　治法 {
　　　　　头重体重，渗湿汤或行湿流气散
　　　　　体重浮肿，除湿羌汤或虚独活寄生汤
　　　　}
　　　}
　　}
}

类中风
├─ 种类
│   ├─ 寒中
│   │   ├─ 原因　衣服单薄
│   │   ├─ 证象　身体强直
│   │   └─ 治法　麻黄附子细辛汤
│   ├─ 暑中
│   │   ├─ 原因　纳凉广厦
│   │   ├─ 证象　猝倒冷汗，或兼头项痛，寒热无汗
│   │   └─ 治法　急与苏合香丸研开灌之，兼头项痛、寒热无汗者，香薷饮
│   ├─ 气中
│   │   ├─ 原因　七情内伤
│   │   ├─ 证象　胸中闷滞，身冷，无痰涎，右寸脉沉
│   │   └─ 治法　速灌以苏合香丸，醒后接服木香调气散，虚而足冷如水，养正丹
│   ├─ 食中
│   │   ├─ 原因　醉饱过度
│   │   ├─ 证象　厥逆昏迷
│   │   └─ 治法　急以姜盐汤开其闭，醒后服藿香正气散，虚而滞者八味顺气散
│   └─ 恶中
│   ├─ 原因　登冢入庙
│   ├─ 证象　昏不知人
│   └─ 治法　急灌以苏合香丸，醒后服调气平胃散

五、温病

原因　或因冬寒内伏，或因春温外感

温病
- 原因
- 种类
  - 风温
    - 证象　咳嗽，头痛，自汗，身热
    - 治法　桑菊饮
  - 温热
    - 证象　气：身热口渴，不恶寒，反恶热；血：昏狂，吐衄，或发斑疹
    - 治法　气：银翘散；血：清宫汤
  - 暑温
    - 证象　脉虚无力自汗，大渴喜冷
    - 治法　人参白虎汤
  - 湿温
    - 证象　头目昏闷，胸满腹膨，渴不欲饮，温温发热，汗出齐颈而还，身重，便溏频而不爽
    - 治法　三仁汤
  - 寒温
    - 证象　咳嗽咽痛，口不渴，舌苔淡黄或薄白而不厚腻
    - 治法　银翘散

六、暑证

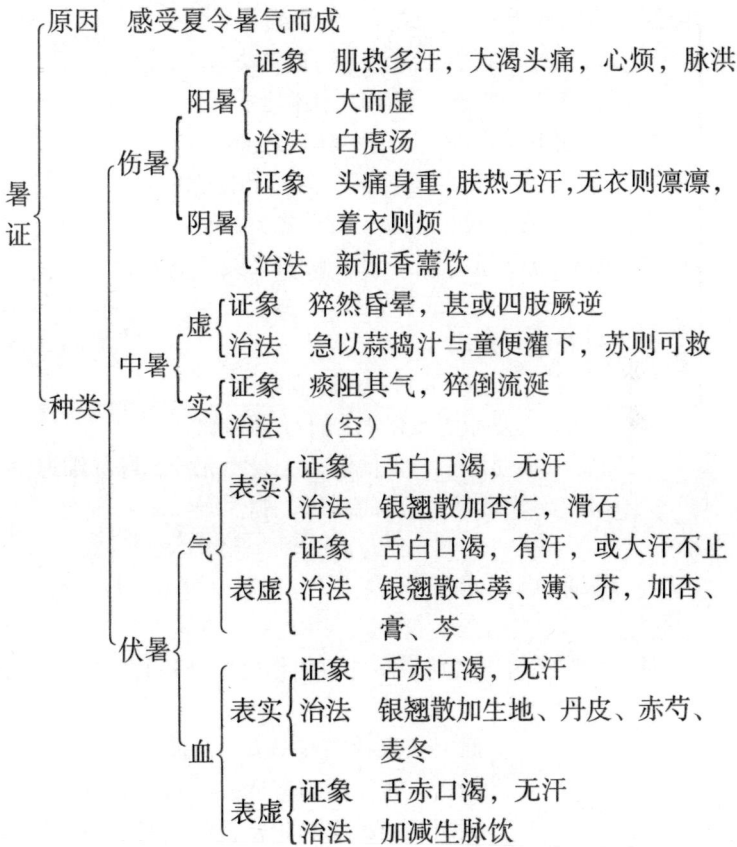

暑证 ┬ 原因　感受夏令暑气而成
　　　└ 种类

伤暑
　阳暑
　　证象　肌热多汗，大渴头痛，心烦，脉洪大而虚
　　治法　白虎汤
　阴暑
　　证象　头痛身重，肤热无汗，无衣则凛凛，着衣则烦
　　治法　新加香薷饮

中暑
　虚
　　证象　猝然昏晕，甚或四肢厥逆
　　治法　急以蒜捣汁与童便灌下，苏则可救
　实
　　证象　痰阻其气，猝倒流涎
　　治法　（空）

伏暑
　气
　　表实
　　　证象　舌白口渴，无汗
　　　治法　银翘散加杏仁，滑石
　　表虚
　　　证象　舌白口渴，有汗，或大汗不止
　　　治法　银翘散去蒡、薄、芥，加杏、膏、芩
　血
　　表实
　　　证象　舌赤口渴，无汗
　　　治法　银翘散加生地、丹皮、赤芍、麦冬
　　表虚
　　　证象　舌赤口渴，无汗
　　　治法　加减生脉饮

七、湿证

湿证
- 原因　或因外感邪实，或因内伤正虚
- 种类
  - 湿
    - 在外　宜散，羌活、防风之类
    - 在中　宜燥，苍术、白术之类
    - 在下　宜利，茯苓、泽泻之类
  - 湿热　宜清利，芩、苓、连、泽之类
  - 寒湿　宜温燥，苍术、附子之类
  - 风湿　宜宣散，羌、独、防风之类
- 分辨
  - 湿
    - 在外　身重或首如裹
    - 在中　痞满
    - 在下　小便不利，少腹满
  - 湿热　小便赤涩，口渴自汗，脉滑数
  - 寒湿　小便清长，大便泄泻，身痛无汗，脉象细迟
  - 风湿　骨节走注，烦痛恶风，脉浮缓

八、燥证

燥证
- 原因　有外感内伤之别，而外感内伤之中又各有凉燥、热燥之殊
- 种类
  - 外感
    - 凉燥
      - 原因　深秋寒气早来，津液凝涩
      - 治法　主苦温佐辛通，如麻黄、杏仁之类
    - 热燥
      - 原因　初秋火热犹盛，津液偏枯
      - 治法　主甘寒，如白虎汤之类
  - 内伤
    - 凉燥
      - 原因　劳伤心脾，土弱金虚
      - 治法　主苦温兼益气，如黄芪建中汤之类
    - 热燥
      - 原因　精血内夺，相火偏亢
      - 治法　重滋阴，如甘露饮之类

九、火证

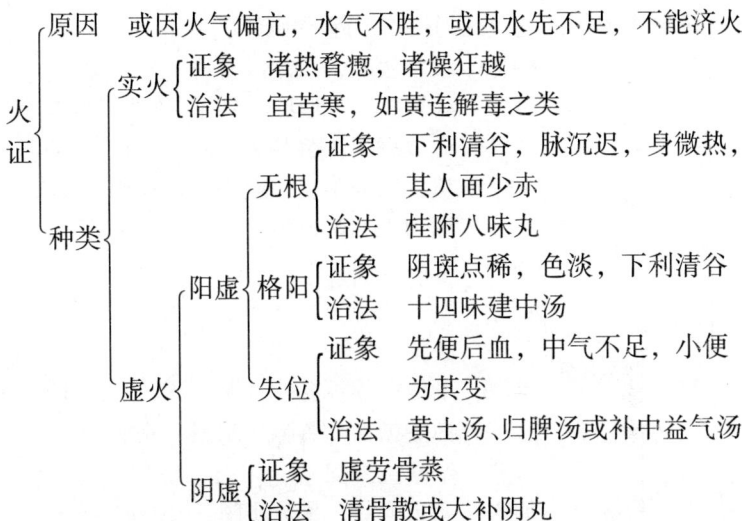

火证
- 原因　或因火气偏亢，水气不胜，或因水先不足，不能济火
- 种类
  - 实火
    - 证象　诸热瞀瘛，诸燥狂越
    - 治法　宜苦寒，如黄连解毒之类
  - 虚火
    - 阳虚
      - 无根
        - 证象　下利清谷，脉沉迟，身微热，其人面少赤
        - 治法　桂附八味丸
      - 格阳
        - 证象　阴斑点稀，色淡，下利清谷
        - 治法　十四味建中汤
      - 失位
        - 证象　先便后血，中气不足，小便为其变
        - 治法　黄土汤、归脾汤或补中益气汤
    - 阴虚
      - 证象　虚劳骨蒸
      - 治法　清骨散或大补阴丸

十、瘟疫

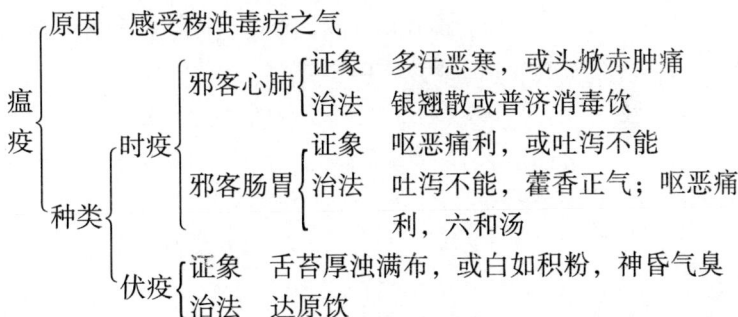

瘟疫
- 原因　感受秽浊毒疠之气
- 种类
  - 时疫
    - 邪客心肺
      - 证象　多汗恶寒，或头焮赤肿痛
      - 治法　银翘散或普济消毒饮
    - 邪客肠胃
      - 证象　呕恶痛利，或吐泻不能
      - 治法　吐泻不能，藿香正气；呕恶痛利，六和汤
  - 伏疫
    - 证象　舌苔厚浊满布，或白如积粉，神昏气臭
    - 治法　达原饮

十一、霍乱

霍乱
{
证象　挥霍闷乱，吐泻交作，起于顷刻

种类
{

寒霍乱
{
原因　饮食生冷，或露卧贪凉
证象　其气清冷，恶寒，舌白，甚则四肢厥冷
治法　先以香薷饮解其表，后以大顺散调其里，寒轻用正气纯阳、六和等，寒甚用理中、四逆等，外以艾火灸脐上
}

热霍乱
{
原因　暑热外侵
证象　所吐酸苦，所下臭恶，恶热，舌红或黄糙
治法　增减桂苓甘露饮；渴、汗、烦，加减白虎汤，舌黄腻、胸闷（夹湿），辛寒宣雍汤
}

干霍乱
{
原因　寒湿太盛，暑热雍闭
证象　欲呕不呕，欲泻不泻，四肢厥逆，心腹绞痛
治法　速以盐汤探吐，吐后用太乙紫金锭或藿香正气散，外以三棱针刺十指尖或膝弯令出血
}

}

十二、头痛

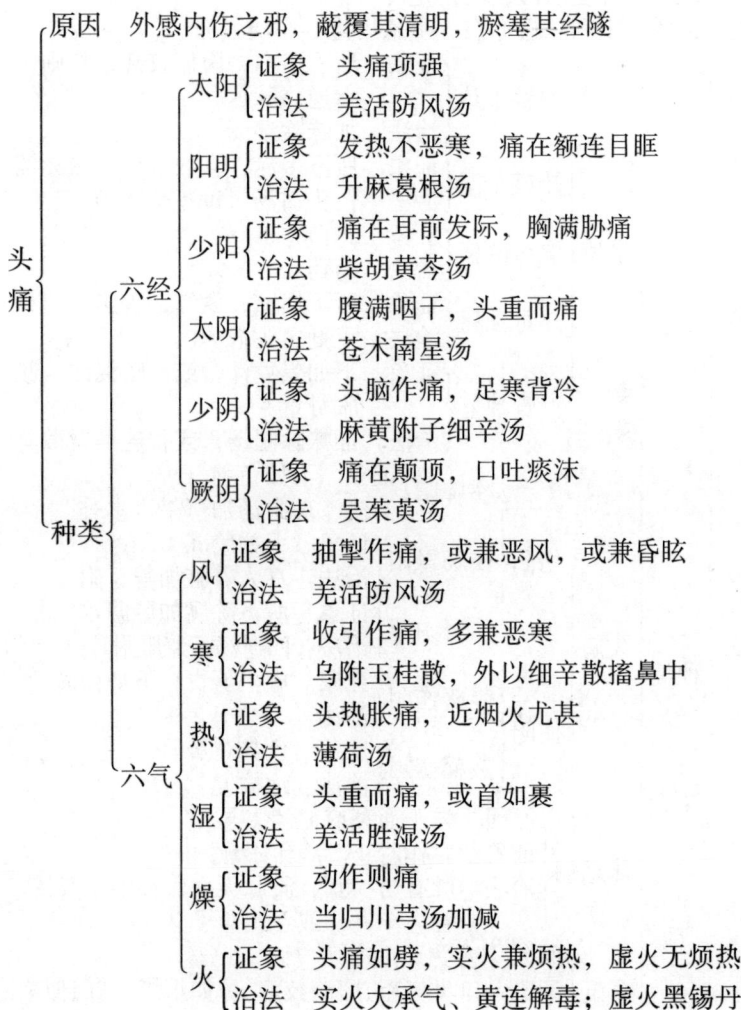

原因　外感内伤之邪，蔽覆其清明，瘀塞其经隧

头痛

　种类

六经

太阳
- 证象　头痛项强
- 治法　羌活防风汤

阳明
- 证象　发热不恶寒，痛在额连目眶
- 治法　升麻葛根汤

少阳
- 证象　痛在耳前发际，胸满胁痛
- 治法　柴胡黄芩汤

太阴
- 证象　腹满咽干，头重而痛
- 治法　苍术南星汤

少阴
- 证象　头脑作痛，足寒背冷
- 治法　麻黄附子细辛汤

厥阴
- 证象　痛在颠顶，口吐痰沫
- 治法　吴茱萸汤

六气

风
- 证象　抽掣作痛，或兼恶风，或兼昏眩
- 治法　羌活防风汤

寒
- 证象　收引作痛，多兼恶寒
- 治法　乌附玉桂散，外以细辛散搐鼻中

热
- 证象　头热胀痛，近烟火尤甚
- 治法　薄荷汤

湿
- 证象　头重而痛，或首如裹
- 治法　羌活胜湿汤

燥
- 证象　动作则痛
- 治法　当归川芎汤加减

火
- 证象　头痛如劈，实火兼烦热，虚火无烦热
- 治法　实火大承气、黄连解毒；虚火黑锡丹

十三、痢疾

痢疾
├─ 原因　外受暑湿，内伤生冷
├─ 证象　下利脓血赤白，里急后重，小便赤涩
└─ 种类
　　├─ 暴病
　　│　├─ 湿盛于热
　　│　│　├─ 证象　所下多白，腹痛较甚，甚则呕逆，脉迟
　　│　│　└─ 治法　加味除湿汤
　　│　├─ 热盛于湿
　　│　│　├─ 证象　所下多赤，日数十行，尿赤涩
　　│　│　└─ 治法　白头翁汤、黄芩芍药汤
　　│　├─ 湿热两盛
　　│　│　├─ 证象　赤白并下
　　│　│　└─ 治法　芍药汤
　　│　├─ 热毒独盛
　　│　│　├─ 证象　所下垢腻，微红，舌焦黄
　　│　│　└─ 治法　重剂白头翁汤
　　│　└─ 湿毒独盛
　　│　　├─ 证象　下如黑豆汁，或赤暗混浊，腹胀身重
　　│　　└─ 治法　加味除湿汤，或香连平胃散
　　├─ 久病
　　│　├─ 伤阳
　　│　│　├─ 伤脾阳
　　│　│　│　├─ 证象　下如鱼脑
　　│　│　│　└─ 治法　理中汤加草果、木香
　　│　│　├─ 伤肠胃阳
　　│　│　│　├─ 证象　下如胶冻
　　│　│　│　└─ 治法　真人养脏加姜、附
　　│　│　└─ 伤肾中阳
　　│　│　　├─ 证象　所下陈腐如屋漏水
　　│　│　　└─ 治法　四逆汤，兼服附片炖鸽肉
　　│　└─ 伤阴
　　│　　├─ 湿盛伤阴
　　│　　│　├─ 证象　虚坐努责，下如白脓
　　│　　│　└─ 治法
　　│　　└─ 热盛伤阴
　　│　　　├─ 证象　色如鸡肝
　　│　　　└─ 治法　地榆丸
　　├─ 休息痢
　　│　├─ 原因　失于通利或兜涩太早
　　│　├─ 证象　时作时止，经年不愈
　　│　└─ 治法　脉有力,芍药汤;脉无力，补中益气汤。吞驻车丸，或吞鸦胆子丸
　　├─ 疫痢
　　│　├─ 原因　感受天行疠气
　　│　├─ 证象　口臭气粗,腹满绞痛,鼻如烟煤,肛门似烙
　　│　└─ 治法　三黄解毒汤，或黄连解毒汤
　　└─ 噤口痢
　　　　├─ 原因　暴病，热极伤胃津；久病，痢久伤胃津
　　　　├─ 证象　食不得入
　　　　└─ 治法　暴病，黄连人参汤；久病，人参莲子汤

十四、疟疾

证象　往来寒热，休作有时

疟疾
├─ 证象　往来寒热，休作有时
└─ 种类
　　├─ 温疟
　　│　├─ 原因　先伤于风
　　│　├─ 证象　寒少热多，或但热不寒（先热后寒）
　　│　└─ 治法　柴胡白虎汤兼五汁饮
　　├─ 寒疟
　　│　├─ 原因　先伤于寒
　　│　├─ 证象　先寒后热，寒多热少，或但寒不热
　　│　└─ 治法　寒多，桂枝羌活汤；但寒，柴胡桂枝汤
　　├─ 间日疟
　　│　├─ 原因　不能日与卫会
　　│　├─ 证象　隔一日乃作
　　│　└─ 治法　桂麻各半汤治寒热平均者，若寒多热
　　│　　　　　　少，无汗，倍麻黄汤；寒少热平，有
　　│　　　　　　汗，倍桂枝汤；寒少热多，汗多，倍
　　│　　　　　　桂枝汤，更加石膏五两
　　├─ 虚疟
　　│　├─ 原因　久疟不愈
　　│　├─ 证象　寒热甚微，自汗，盗汗，面色萎黄，精
　　│　　　　　　神疲乏
　　│　└─ 治法　四兽饮、补中益气汤。劳疟用十全大补
　　│　　　　　　汤加鳖甲。热盛，去桂、芪，加柴、芩
　　└─ 疟母
　　　　├─ 原因　截疟太早，余邪夹痰饮，血食结块于胁下
　　　　├─ 证象　胁下有硬块
　　　　└─ 治法　鳖甲煎丸

十五、黄疸

证象　一身面目悉黄

黄疸
├─ 种类
│
│　正疸
│　　阳黄
│　　　原因　湿热，郁蒸不能外达
│　　　证象　黄如橘子明而亮，必兼热象
│　　　治法　汗解，麻翘赤豆汤、栀子柏皮汤；
│　　　　　　下解，茵陈蒿汤或大黄硝石汤
│　　阴黄
│　　　原因　寒湿凝结
│　　　证象　色若熏黄之晦滞，必兼湿象
│　　　治法　汗解，桂枝加黄芪；利水，茵陈五
│　　　　　　苓散；温补，茵陈理中汤、茵陈四
│　　　　　　逆汤
│
│　酒疸
│　　原因　大醉当风入浴
│　　证象　心中懊侬，热不能食，时欲吐
│　　治法　实，先栀子大黄汤，后茵葛解酲汤；虚，
│　　　　　茵葛解酲汤，虚甚腹胀身肿，藿香扶脾丸
│
│　谷疸
│　　原因　饮食伤脾
│　　证象　食即头眩，心胸饱闷
│　　治法　加减小柴胡汤。二便秘，茵陈蒿汤；虚，
│　　　　　胃疸汤
│
│　女劳疸
│　　原因　色欲伤肾
│　　证象　额上黑，微汗出，手足心热，暮即发，
│　　　　　膀胱急，小便自利
│　　治法　实，消石矾石汤、石膏散；虚，肾疸汤
│
│　黑疸
│　　原因　诸疸失治
│　　证象　周身黑色
│　　治法　阳疸失治者赤苓散；虚，朝赤苓，晚四君。
│　　　　　阴疸失治者，茵陈理中汤；酒疸失治者，
│　　　　　犀角地黄汤加栀子、葛花。虚，朝栀子
│　　　　　犀角地黄汤，晚四君子汤。谷疸失治者，
│　　　　　茵陈八珍汤，或朝猪膏发煎，晚茵陈八珍。
│　　　　　女劳疸失治者，消石矾石汤。虚，肾疸
│　　　　　汤、黑疸汤
│
│　瘀血疸
│　　原因　血瘀不行
│　　证象　少腹有块胀痛，小便利，大便黑
│　　治法　实，桃核承气汤；虚，猪膏发煎

十六、脚气

脚气
- 证象　自足至两膝麻痹疼痛，痿弱挛急
- 种类
  - 风脚气
    - 原因　感受风湿
    - 证象　恶风，骨节游痛，无有定所，脉浮缓
    - 治法　羌活汤减味、第一竹沥汤。兼大便秘者，羌活导滞汤
  - 寒脚气
    - 原因　冲冒雨雪，或空腹远行
    - 证象　恶寒，喜得温暖，两足痹冷，便溏脉迟
    - 治法　乌附玉桂汤
  - 湿脚气
    - 原因　土地卑湿
    - 证象　胸闷泛呕，身体酷冷，足肿麻木不仁
    - 治法　湿兼寒必便溏，五积散加附子；湿兼热便多闭，加味苍柏散；虚，当归拈痛汤；无寒热，便如常，只有湿者，杉木汤，外以矾石汤浸脚
  - 火脚气
    - 原因　多饮醇酒，湿热化火
    - 证象　足胫肿痛，热如火灼，口渴便秘
    - 治法　清热汤、竹沥汤，外涂如意金黄散

十七、斑证

斑证
- 证象　有触目之形，无碍手之感，质稠如锦纹，甚者红色成片
- 种类
  - 阳斑
    - 原因　热邪偏盛，郁遏不透
    - 证象　其色鲜红，显兼热象
    - 治法　化斑汤
  - 阴斑
    - 原因　中气虚乏，或肾阳太虚
    - 证象　点稀色淡，且兼寒象
    - 治法　中虚，十四味建中汤；肾虚，桂附八味丸

十八、斑麻疹

斑麻疹
- 证象　身现红点，目视之隐隐，皮肤之间，手摸之累累，肌肉之上。麻点成片，疹点散漫
- 种类
  - 麻
    - 原因　胎毒内蕴
    - 证象　红点成片状，先渴后热，鼻流涕而气粗
    - 治法　升麻葛根汤
  - 疹
    - 原因　风温外感，先热后渴，鼻浊气而流涕
    - 证象　红点散漫
    - 治法　加减银翘散

十九、痹证

痹证
- 原因　风、寒、湿三气杂至，合而为痹
- 种类
  - 行痹
    - 原因　风偏盛
    - 证象　游走而痛，恶风脉缓
    - 治法　羌活防风汤。虚，小续命汤倍防风
  - 痛痹
    - 原因　寒偏盛
    - 证象　肩髃疼痛，痛有定所，恶寒脉迟
    - 治法　乌头汤或麻黄附子汤
  - 着痹
    - 原因　湿偏盛
    - 证象　麻痹不仁，身重
    - 治法　实，防己羌活汤；虚，小续命汤加防己

二十、劳损

原因　淫欲过度，气血精虚

劳损
├ 原因　淫欲过度，气血精虚
└ 种类
　└ 虚损
　　├ 肺
　　│　├ 虚　原因　气机宣降不利
　　│　│　　证象　少气咳喘
　　│　│　　治法　补中益气汤
　　│　└ 损　原因　虚极气不布津
　　│　　　　证象　皮聚毛落
　　│　　　　治法　百合麦冬汤
　　├ 肝
　　│　├ 虚　原因　血虚生风，风动气逆
　　│　│　　证象　头目昏眩，呕逆胁痛
　　│　│　　治法　大定风珠
　　│　└ 损　原因　虚甚血枯不荣
　　│　　　　证象　筋脉不能自收持
　　│　　　　治法　芍药枣仁汤
　　├ 脾
　　│　├ 虚　原因　健运不良，津气不能灌充
　　│　│　　证象　饮食无味，四肢倦怠
　　│　│　　治法　六君子汤
　　│　└ 损　原因　虚甚化机失职
　　│　　　　证象　肌肉消瘦
　　│　　　　治法　人参黄芪汤
　　├ 心
　　│　├ 虚　原因　血不养心
　　│　│　　证象　怔忡失眠
　　│　│　　治法　酸枣仁汤（《金匮要略》方）
　　│　└ 损　原因　虚甚血不能荣养脏腑及经脉
　　│　　　　证象　脏腑干枯，筋脉痿弱
　　│　　　　治法　酸枣仁汤（冰玉堂方）
　　└ 肾
　　　　├ 虚　原因　阳不潜藏，玉关不固
　　　　│　　证象　盗汗，遗精，腰痛
　　　　│　　治法　加减一贯煎
　　　　└ 损　原因　虚极髓空不养骨
　　　　　　　证象　骨痿，不能起于床
　　　　　　　治法　加减虎潜丸

```
                    ┌ 原因  虚损已极
                    │      ┌ 证象  喘急气促，咳血声哑
                    │   肺 ┤
                    │      └ 治法  炙甘草汤
                    │      ┌ 证象  恚怒呕血，颧红骨蒸
                    │   肝 ┤
                    │      └ 治法  秦艽鳖甲散
            ┌ 劳疾 ┤      ┌ 证象  唾便血，吐白沫，泄泻肉脱
            │      │   脾 ┤
            │      │      └ 治法  参乳丸
劳          │      │      ┌ 证象  神志恍惚，谵妄失伦
损 ┤        │   心 ┤
            │      │      └ 治法  天王补心丹
            │      │      ┌ 证象  大骨陷下，足心如烙
            │      └   肾 ┤
    种类 ┤          └ 治法  加味补阴丸
            │      ┌ 原因  血痹于内
            │      │ 证象  日晡热盛，或子午热盛，甚则肌肤甲错
            │ 干血劳┤ 治法  先宜大黄䗪虫丸攻其枯血，继宜黄芪鳖
            │      │       甲散退其蒸热，末宜四物汤养血和血
            │      └
            │      ┌ 原因  血痹生虫，气散虫出，于死后能传人
            │      │ 证象  两耳如有风声，男先传肾，女先传心
            └ 传尸劳┤ 治法  先灸膏肓俞、四花穴，后服獭肝散、
                   └       太乙紫金锭、补正肾气丸、人参养荣汤
```

　　虚损劳疾皆属弱极虚之病，特积虚成损，积损成劳，有轻重先后之分耳，轻者可救，重者难疗。劳疾脉未至于细数，惟现微数细则正虚，而邪未猖狂，惟现弦数不细则邪盛而正虚未极，尚可曲全于万一，若加之脉现细数，是真阴将竭，邪气有余，欲救其阴，则脾胃不胜其腻，饮食益减，泄泻益甚，欲救其阳，则精血不堪其耗，虚火愈炽，精血愈枯，虽卢扁复生亦未如之何矣。

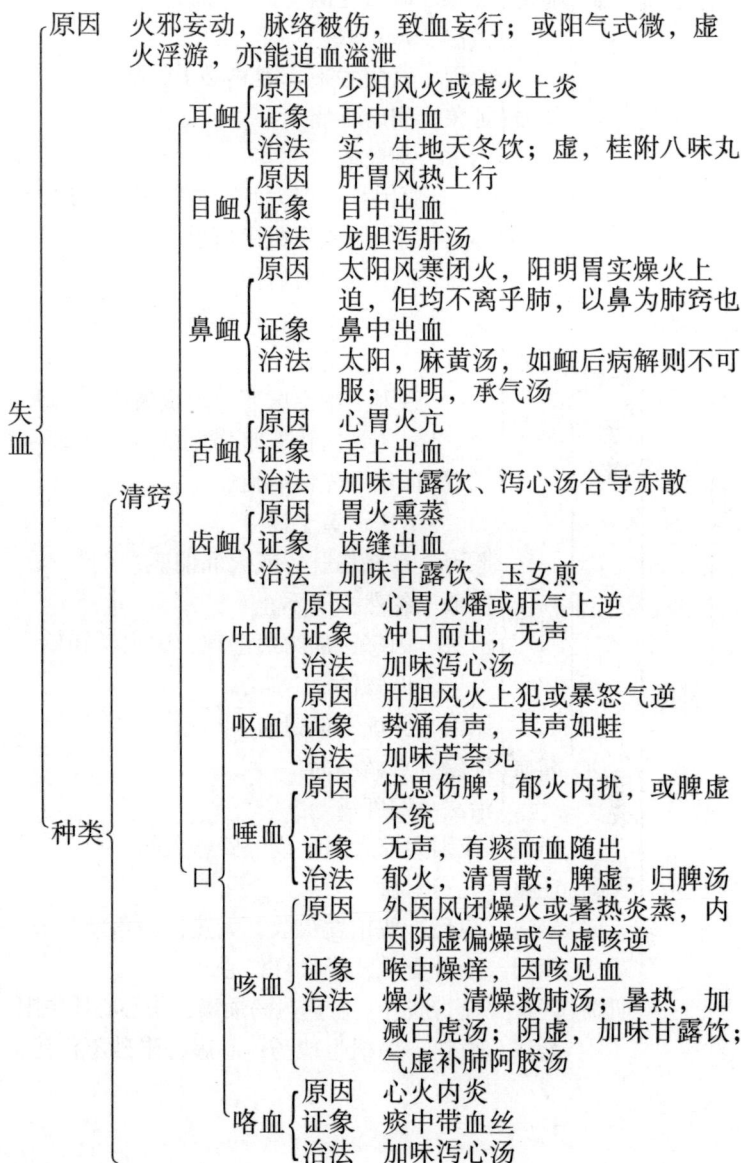

二一、失血

失血 ┬ 原因　火邪妄动，脉络被伤，致血妄行；或阳气式微，虚火浮游，亦能迫血溢泄

├ 清窍 ┬ 耳衄 ┬ 原因　少阳风火或虚火上炎
│　　　│　　　├ 证象　耳中出血
│　　　│　　　└ 治法　实，生地天冬饮；虚，桂附八味丸
│　　　├ 目衄 ┬ 原因　肝胃风热上行
│　　　│　　　├ 证象　目中出血
│　　　│　　　└ 治法　龙胆泻肝汤
│　　　├ 鼻衄 ┬ 原因　太阳风寒闭火，阳明胃实燥火上迫，但均不离乎肺，以鼻为肺窍也
│　　　│　　　├ 证象　鼻中出血
│　　　│　　　└ 治法　太阳，麻黄汤，如衄后病解则不可服；阳明，承气汤
│　　　├ 舌衄 ┬ 原因　心胃火亢
│　　　│　　　├ 证象　舌上出血
│　　　│　　　└ 治法　加味甘露饮、泻心汤合导赤散
│　　　└ 齿衄 ┬ 原因　胃火熏蒸
│　　　　　　　├ 证象　齿缝出血
│　　　　　　　└ 治法　加味甘露饮、玉女煎

种类 ┬ 清窍（见上）

└ 口 ┬ 吐血 ┬ 原因　心胃火燔或肝气上逆
　　　│　　　├ 证象　冲口而出，无声
　　　│　　　└ 治法　加味泻心汤
　　　├ 呕血 ┬ 原因　肝胆风火上犯或暴怒气逆
　　　│　　　├ 证象　势涌有声，其声如蛙
　　　│　　　└ 治法　加味芦荟丸
　　　├ 唾血 ┬ 原因　忧思伤脾，郁火内扰，或脾虚不统
　　　│　　　├ 证象　无声，有痰而血随出
　　　│　　　└ 治法　郁火，清胃散；脾虚，归脾汤
　　　├ 咳血 ┬ 原因　外因风闭燥火或暑热炎蒸，内因阴虚偏燥或气虚咳逆
　　　│　　　├ 证象　喉中燥痒，因咳见血
　　　│　　　└ 治法　燥火，清燥救肺汤；暑热，加减白虎汤；阴虚，加味甘露饮；气虚补肺阿胶汤
　　　└ 咯血 ┬ 原因　心火内炎
　　　　　　　├ 证象　痰中带血丝
　　　　　　　└ 治法　加味泻心汤

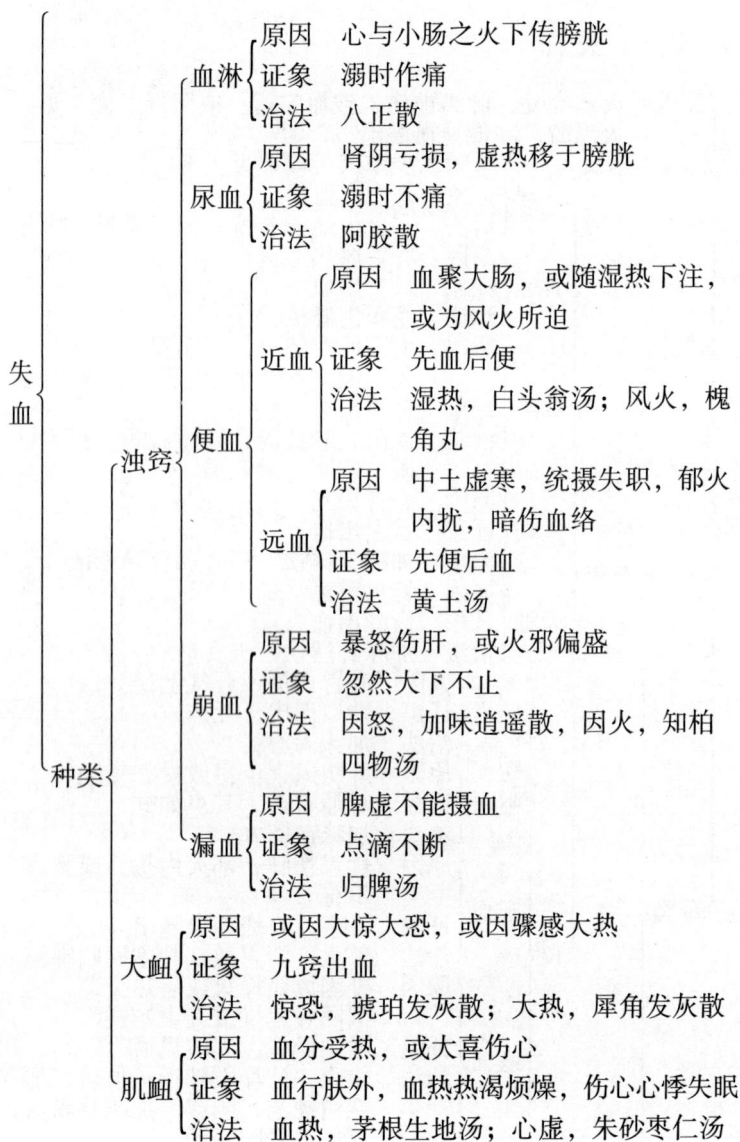

失血

血淋
- 原因　心与小肠之火下传膀胱
- 证象　溺时作痛
- 治法　八正散

尿血
- 原因　肾阴亏损，虚热移于膀胱
- 证象　溺时不痛
- 治法　阿胶散

种类

浊窍

便血

　　近血
- 原因　血聚大肠，或随湿热下注，或为风火所迫
- 证象　先血后便
- 治法　湿热，白头翁汤；风火，槐角丸

　　远血
- 原因　中土虚寒，统摄失职，郁火内扰，暗伤血络
- 证象　先便后血
- 治法　黄土汤

崩血
- 原因　暴怒伤肝，或火邪偏盛
- 证象　忽然大下不止
- 治法　因怒，加味逍遥散，因火，知柏四物汤

漏血
- 原因　脾虚不能摄血
- 证象　点滴不断
- 治法　归脾汤

大衄
- 原因　或因大惊大恐，或因骤感大热
- 证象　九窍出血
- 治法　惊恐，琥珀发灰散；大热，犀角发灰散

肌衄
- 原因　血分受热，或大喜伤心
- 证象　血行肤外，血热热渴烦燥，伤心心悸失眠
- 治法　血热，茅根生地汤；心虚，朱砂枣仁汤

二二、肺痿

肺痿 {
原因　津枯液涸，但有火盛与气虚之始因不同
证象　咳痰或白如银丝或带血，声嘶气疲，脉数虚
治法　火灼津液者，炙甘草汤；气不布津者，甘草干姜汤
}

二三、肺痈

肺痈 {
原因　火郁毒结
证象　咳唾脓血，腥秽稠浊，状如米粥，口啖生豆犹不觉
　　　腥，咳则胸中隐隐痛，痛有定所，脉数实
治法　千金苇茎汤、桔梗汤
}

二四、吐脓

吐脓 {
原因　气血凝滞，血滞气则凝结为痛，气蒸血则腐化成脓，
　　　但有因肺痈者，有因脾胃痈者，宜别
证象　肺痈，肺幕穴（乳上第三根肋骨）隐隐作痛；脾痈，
　　　章门穴（脐上二寸）隐隐作痛；胃痈，中脘穴隐隐
　　　作痛。俱食豆而香，吐脓如米粥
治法　肺痈初起，有表，通活血，合三拗汤；无表，人参
　　　泻肺汤加葶、枣；表里俱有，防风通圣散。脾胃痈，
　　　丹皮汤
}

二五、便脓

便脓 {
原因　由少腹痈、小肠痈、肋痈，肝痈而致，或由痢疾而致
证象　大便下脓，由痈而致者各在其部位红肿热痛，由痢疾
　　　而致者必兼里急后重，且有赤白之分
治法　由痈而致者，加减丹皮汤；由痢而致者，加减白头翁汤
}

二六、三消

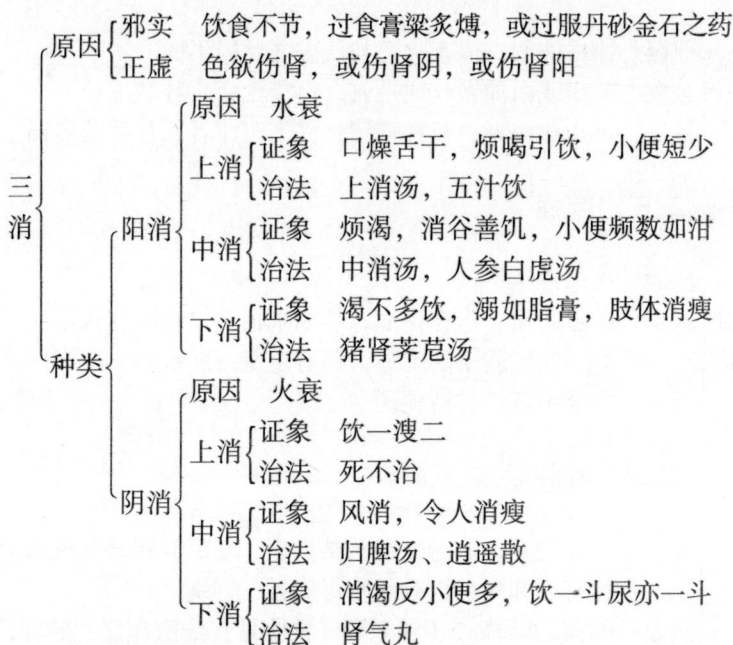

三消
- 原因
  - 邪实　饮食不节，过食膏粱炙煿，或过服丹砂金石之药
  - 正虚　色欲伤肾，或伤肾阴，或伤肾阳
- 种类
  - 阳消
    - 原因　水衰
    - 上消
      - 证象　口燥舌干，烦喝引饮，小便短少
      - 治法　上消汤，五汁饮
    - 中消
      - 证象　烦渴，消谷善饥，小便频数如泔
      - 治法　中消汤，人参白虎汤
    - 下消
      - 证象　渴不多饮，溺如脂膏，肢体消瘦
      - 治法　猪肾荠苨汤
  - 阴消
    - 原因　火衰
    - 上消
      - 证象　饮一溲二
      - 治法　死不治
    - 中消
      - 证象　风消，令人消瘦
      - 治法　归脾汤、逍遥散
    - 下消
      - 证象　消渴反小便多，饮一斗尿亦一斗
      - 治法　肾气丸

二七、汗证

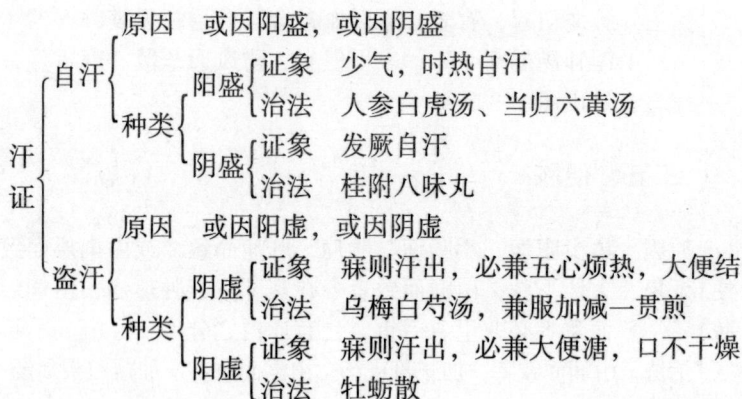

汗证
- 自汗
  - 原因　或因阳盛，或因阴盛
  - 种类
    - 阳盛
      - 证象　少气，时热自汗
      - 治法　人参白虎汤、当归六黄汤
    - 阴盛
      - 证象　发厥自汗
      - 治法　桂附八味丸
- 盗汗
  - 原因　或因阳虚，或因阴虚
  - 种类
    - 阴虚
      - 证象　寐则汗出，必兼五心烦热，大便结
      - 治法　乌梅白芍汤，兼服加减一贯煎
    - 阳虚
      - 证象　寐则汗出，必兼大便溏，口不干燥
      - 治法　牡蛎散

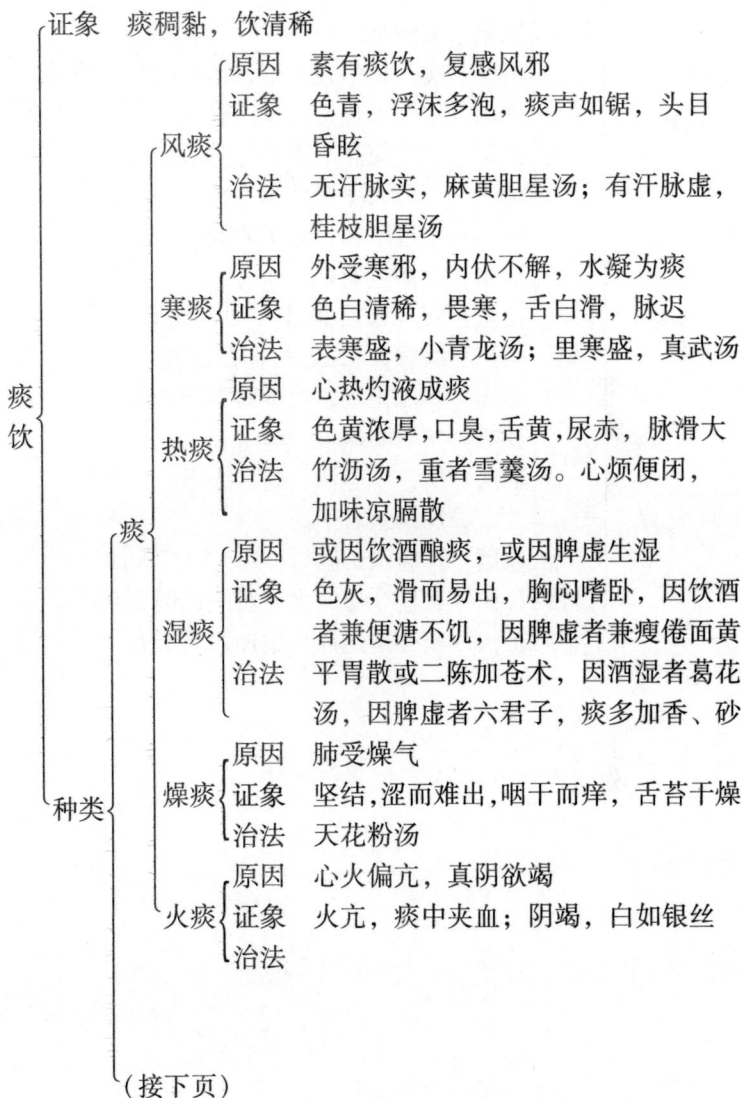

二八、痰饮

证象　痰稠黏，饮清稀

痰饮

痰

风痰
- 原因　素有痰饮，复感风邪
- 证象　色青，浮沫多泡，痰声如锯，头目昏眩
- 治法　无汗脉实，麻黄胆星汤；有汗脉虚，桂枝胆星汤

寒痰
- 原因　外受寒邪，内伏不解，水凝为痰
- 证象　色白清稀，畏寒，舌白滑，脉迟
- 治法　表寒盛，小青龙汤；里寒盛，真武汤

热痰
- 原因　心热灼液成痰
- 证象　色黄浓厚，口臭，舌黄，尿赤，脉滑大
- 治法　竹沥汤，重者雪羹汤。心烦便闭，加味凉膈散

湿痰
- 原因　或因饮酒酿痰，或因脾虚生湿
- 证象　色灰，滑而易出，胸闷嗜卧，因饮酒者兼便溏不饥，因脾虚者兼瘦倦面黄
- 治法　平胃散或二陈加苍术，因酒湿者葛花汤，因脾虚者六君子，痰多加香、砂

燥痰
- 原因　肺受燥气
- 证象　坚结，涩而难出，咽干而痒，舌苔干燥
- 治法　天花粉汤

火痰
- 原因　心火偏亢，真阴欲竭
- 证象　火亢，痰中夹血；阴竭，白如银丝
- 治法

种类

（接下页）

（接上页）

痰饮 {

种类 {

伏饮 {
原因　过食生冷
证象　膈满呕痰
治法　实，神佑丸；虚，半夏茯苓丁香汤
}

支饮 {
原因　水气不化，上入胸膈
证象　咳逆倚息不得卧，其形如肿
治法　葶苈大枣泻肺汤
}

饮 {

溢饮 {
原因　水道不利，流于四肢
证象　身体重痛
治法　寒（舌白脉迟），小青龙汤；热（舌燥脉数），麻黄杏石甘汤
}

悬饮 {
原因　不能化气，流于胁下
证象　咳引胁痛
治法　实，十枣汤；虚，十枣丸，虚甚，加味六君子汤
}

痰饮 {
原因　脾虚水留肠胃
证象　素盛今瘦，水走肠间，辘辘有声
治法　茯苓指迷丸，虚加四君子丸
}
}
}

二九、泄泻

泄泻

外感
- 风泻
  - 证象　食已即出，完谷不化
  - 治法　痛泻要方、胃风汤
- 寒泻
  - 证象　水粪杂下，其色淡白
  - 治法　四逆或附子理中汤
- 湿泻
  - 证象　轻则便溏，甚则濡泄，肠鸣辘辘
  - 治法　胃苓汤
- 热泻
  - 证象　或稠黏垢秽，或倾泻如注
  - 治法　黄芩汤

内伤
- 滑泄
  - 原因　脾虚清阳下陷
  - 证象　肠膜润滑，不能自主，一泻无余
  - 治法　补中益气汤
- 痛泻
  - 原因　肝虚木郁土中
  - 证象　因痛而泄，脉弦，痛时面青
  - 治法　痛泻要方
- 五更泄
  - 原因　肾虚不能固摄
  - 证象　五更则泻，肢冷恶寒，脉弱
  - 治法　四神丸

伤食泻
- 原因　饮食不化
- 证象　噫气如败卵臭，腹痛则泻，泻后痛减
- 治法　香砂枳术汤

三十、气痛

气痛
- 原因 或因心脏阳虚而气不行，或因胃腑邪阻而气不行
- 种类
  - 肝气痛
    - 原因 肝气郁
    - 证象 胁痛引少腹，令人善怒，甚则色苍苍如死状。肝膈痛多在胁下连少腹
    - 治法 轻则疏肝散，重则金铃子散
  - 胆气痛
    - 原因 胆气郁
    - 证象 胁痛不能转侧，善太息。胆胁痛多在胁上连胸
    - 治法 加减小柴胡汤
  - 肺气痛
    - 原因 肺气郁
    - 证象 肩背痛而咳喘，气逆少气
    - 治法 疏肺散
  - 脾气痛
    - 原因 脾气虚，不能运化
    - 证象 腹满而痛
    - 治法 理中汤
  - 肾气痛
    - 原因 肾气偏虚
    - 证象 腰痛引少腹拘急，小便因之不利
    - 治法 肾气丸
  - 包络气痛
    - 原因 包络气郁
    - 证象 心中寒，痛在歧骨陷处，或心痛彻背，背痛彻心
    - 治法
  - 真心痛
    - 原因 心阳绝
    - 证象 手足青冷至节，旦发夕死，夕发旦死
    - 治法 死不治
  - 胃气痛
    - 原因 气不运化
    - 证象 胸脘痞闷不欲饮食，夹痰则心中澹澹欲吐而痛，夹食滞则吞酸嗳腐而痛，邪在上脘则痛在心下，邪在中脘则痛在胃间，邪在下脘则痛在软胁
    - 治法 香砂平胃散，夹痰加减小胃丹，夹食滞山楂青皮汤
  - 畜血腹痛
    - 原因 血停蓄于血室
    - 证象 少腹硬痛拒按，大便黑小便利
    - 治法 桃仁承气汤
  - 刹血心痛
    - 原因 瘀血窜入心包络
    - 证象 歧骨陷痛欲死拒按，唇紫脉涩
    - 治法 失笑散

三一、腰痛

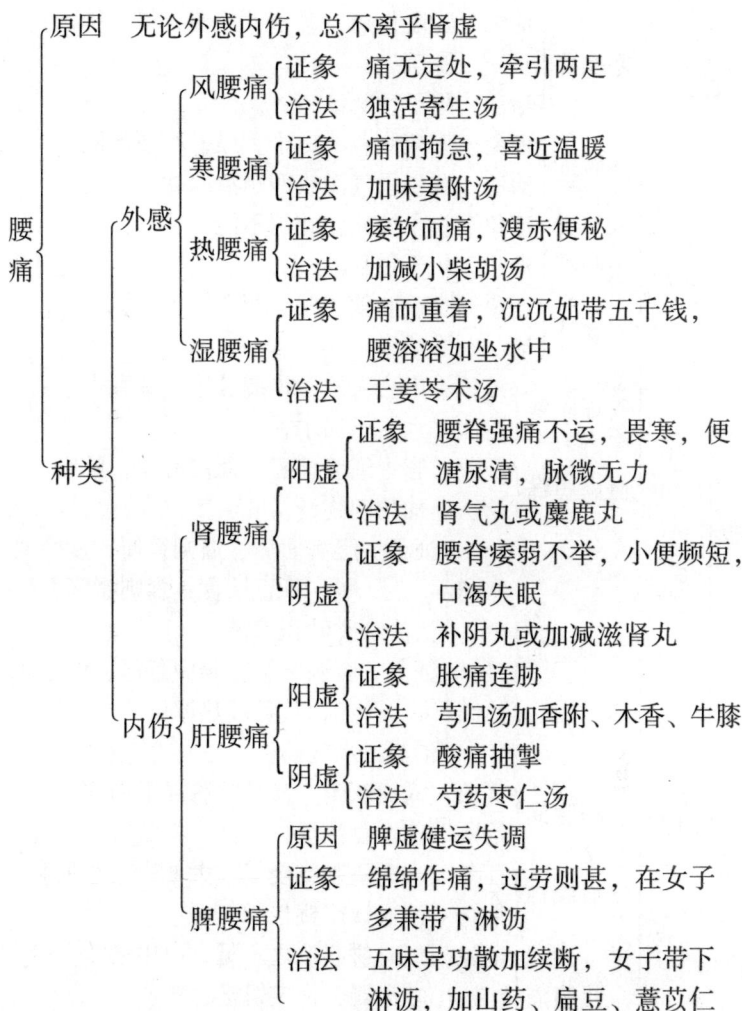

原因　无论外感内伤，总不离乎肾虚

腰痛
- 原因　无论外感内伤，总不离乎肾虚
- 种类
  - 外感
    - 风腰痛
      - 证象　痛无定处，牵引两足
      - 治法　独活寄生汤
    - 寒腰痛
      - 证象　痛而拘急，喜近温暖
      - 治法　加味姜附汤
    - 热腰痛
      - 证象　痿软而痛，溲赤便秘
      - 治法　加减小柴胡汤
    - 湿腰痛
      - 证象　痛而重着，沉沉如带五千钱，腰溶溶如坐水中
      - 治法　干姜苓术汤
  - 内伤
    - 肾腰痛
      - 阳虚
        - 证象　腰脊强痛不运，畏寒，便溏尿清，脉微无力
        - 治法　肾气丸或麋鹿丸
      - 阴虚
        - 证象　腰脊痿弱不举，小便频短，口渴失眠
        - 治法　补阴丸或加减滋肾丸
    - 肝腰痛
      - 阳虚
        - 证象　胀痛连胁
        - 治法　芎归汤加香附、木香、牛膝
      - 阴虚
        - 证象　酸痛抽掣
        - 治法　芍药枣仁汤
    - 脾腰痛
      - 原因　脾虚健运失调
      - 证象　绵绵作痛，过劳则甚，在女子多兼带下淋沥
      - 治法　五味异功散加续断，女子带下淋沥，加山药、扁豆、薏苡仁

三二、腹痛

腹痛
- 无形
  - 寒腹痛
    - 证象　隐隐作痛，恶寒，便溏，得温稍减，脉沉迟
    - 治法　附子粳米汤
  - 热腹痛
    - 证象　痛兼胀急，口干舌燥，小便赤涩
    - 治法　调胃承气汤或四顺清凉饮
  - 寒热骤闭腹痛
    - 证象　腹中绞痛，吐泻不能
    - 治法　从干霍乱治
  - 湿腹痛
    - 证象　身重肢软，尿利便溏，舌白腻
    - 治法　胃苓汤
  - 气虚腹痛
    - 证象　虚痛喜按，神疲肢倦，脉微
    - 治法　六君子加木香
  - 血虚腹痛
    - 证象　腹中细筋抽痛，面白心悸，脉细
    - 治法　加味四物汤
- 内伤
  - 食积腹痛
    - 寒滞
      - 证象　腹满而痛，痛则欲便，便则通减，不思饮食，食则嗳腐吞酸
      - 治法　香砂积术汤
    - 热结
      - 证象　腹满坚结，肠中急痛，便秘尿赤，甚且潮热谵语
      - 治法　承气汤
  - 痰积腹痛
    - 证象　痛辄眩晕，甚且呕冷涎下白积
    - 治法　苍术姜汁汤
  - 瘀血腹痛
    - 证象　小腹坠胀或硬满，大便黑，小便利
    - 治法　消血饮或桃仁承气汤
  - 虫扰腹痛
    - 证象　痛时耕起按之不见，心中懊恼，口吐清涎，饱安饥甚
    - 治法　化虫丸

三三、鼓胀

证象　腹皮绷急，弹之有声，中空无物，有似乎鼓

鼓胀
- 证象　腹皮绷急，弹之有声，中空无物，有似乎鼓
- 种类
  - 寒鼓胀
    - 原因　寒湿郁遏，阳虚阴盛
    - 证象　形虽膨胀，按之缓软，弹之声浊，便溏尿长
    - 治法　香砂平胃散
  - 热鼓胀
    - 原因　热气壅满于中
    - 证象　形绷急，声清亮，小便赤，大便不畅
    - 治法
  - 脾虚鼓胀
    - 原因　脾虚湿聚，浊气填塞
    - 证象　按之如泥，神疲便软，劳甚静减
    - 治法　厚朴温中汤
  - 单腹胀
    - 原因　脾虚甚，阳气不运，邪气单攻肚腹
    - 证象　单腹胀满，四肢消瘦，脐突，青筋满布，粪滑尿赤，喘急食阻
    - 治法　未见脐突等症，补中消胀汤或平胃散加胆矾或鸡矢醴
  - 虫胀
    - 原因　跌仆闪挫，内伤瘀血，或长蛔寸白过多，痓疳痨瘕等虫为患
    - 证象　形虽膨胀而中实有物，故按之随起
    - 治法　因瘀血者，消血饮或桃仁承气汤；因虫者，化虫丸或服白马尿

按：虫胀由血成者，必腹中有块，且腹上绕有红丝，由虫成者，必唇内有白点，喜食香，口流涎，饱安饥甚，在小儿且毛发毕直也

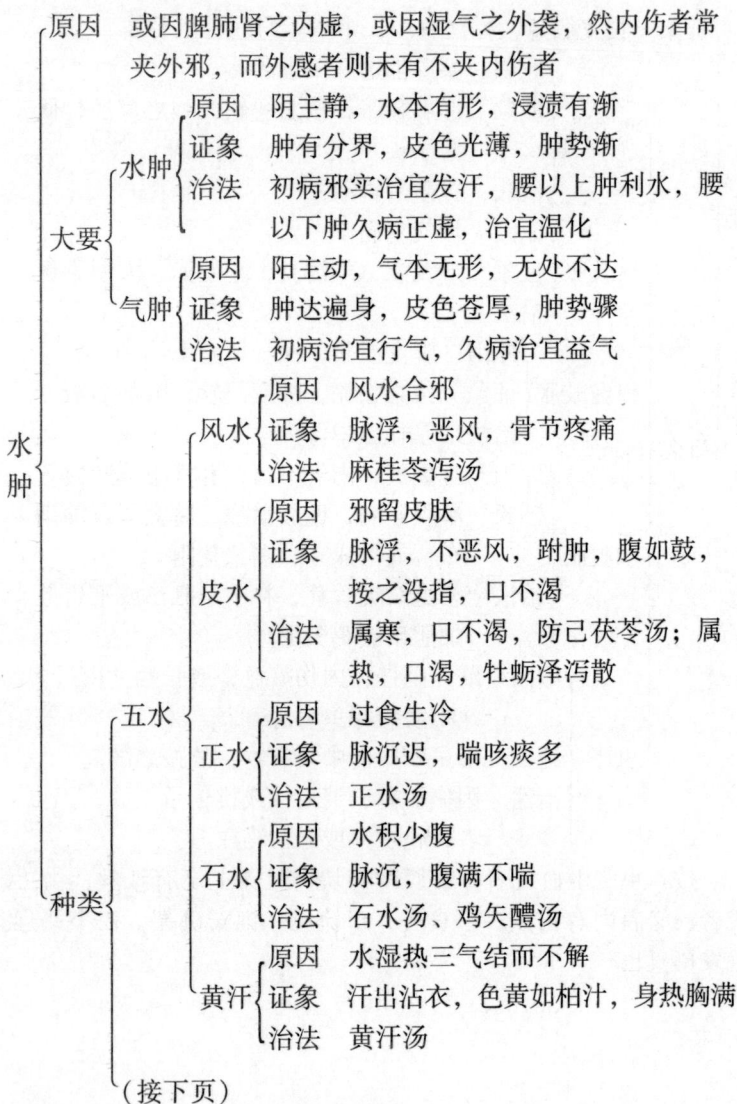

三四、水肿

原因　或因脾肺肾之内虚，或因湿气之外袭，然内伤者常夹外邪，而外感者则未有不夹内伤者

大要
- 水肿
  - 原因　阴主静，水本有形，浸渍有渐
  - 证象　肿有分界，皮色光薄，肿势渐
  - 治法　初病邪实治宜发汗，腰以上肿利水，腰以下肿久病正虚，治宜温化
- 气肿
  - 原因　阳主动，气本无形，无处不达
  - 证象　肿达遍身，皮色苍厚，肿势骤
  - 治法　初病治宜行气，久病治宜益气

种类
- 五水
  - 风水
    - 原因　风水合邪
    - 证象　脉浮，恶风，骨节疼痛
    - 治法　麻桂苓泻汤
  - 皮水
    - 原因　邪留皮肤
    - 证象　脉浮，不恶风，跗肿，腹如鼓，按之没指，口不渴
    - 治法　属寒，口不渴，防己茯苓汤；属热，口渴，牡蛎泽泻散
  - 正水
    - 原因　过食生冷
    - 证象　脉沉迟，喘咳痰多
    - 治法　正水汤
  - 石水
    - 原因　水积少腹
    - 证象　脉沉，腹满不喘
    - 治法　石水汤、鸡矢醴汤
  - 黄汗
    - 原因　水湿热三气结而不解
    - 证象　汗出沾衣，色黄如柏汁，身热胸满
    - 治法　黄汗汤

（接下页）

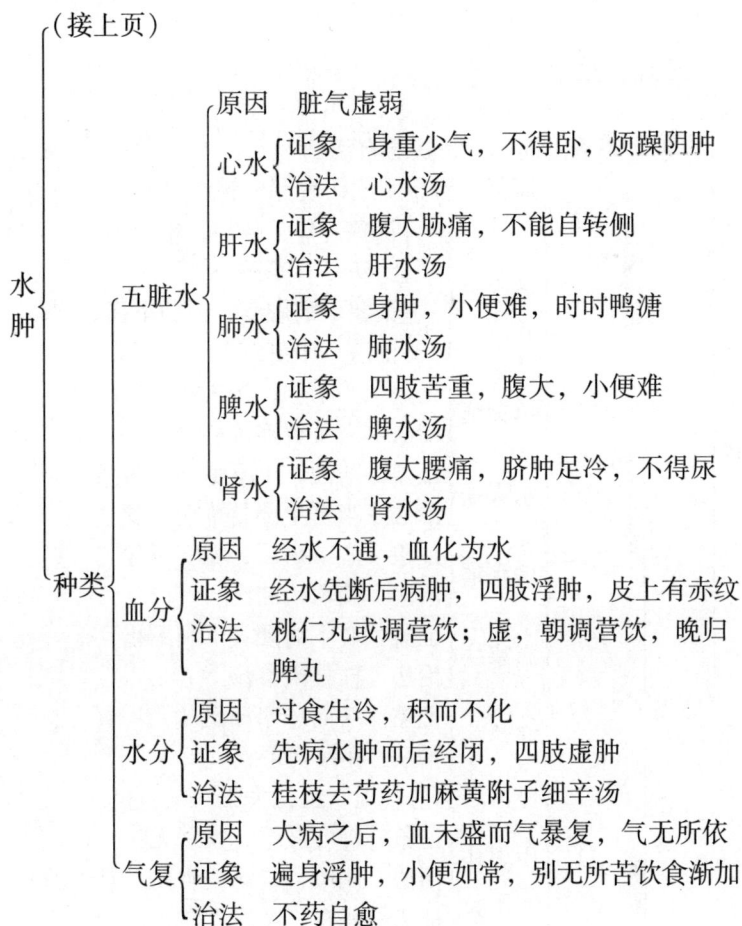

（接上页）

水肿
├ 五脏水
│ ├ 原因　脏气虚弱
│ ├ 心水 — 证象　身重少气，不得卧，烦躁阴肿；治法　心水汤
│ ├ 肝水 — 证象　腹大胁痛，不能自转侧；治法　肝水汤
│ ├ 肺水 — 证象　身肿，小便难，时时鸭溏；治法　肺水汤
│ ├ 脾水 — 证象　四肢苦重，腹大，小便难；治法　脾水汤
│ └ 肾水 — 证象　腹大腰痛，脐肿足冷，不得尿；治法　肾水汤
└ 种类
　　├ 血分 — 原因　经水不通，血化为水；证象　经水先断后病肿，四肢浮肿，皮上有赤纹；治法　桃仁丸或调营饮；虚，朝调营饮，晚归脾丸
　　├ 水分 — 原因　过食生冷，积而不化；证象　先病水肿而后经闭，四肢虚肿；治法　桂枝去芍药加麻黄附子细辛汤
　　└ 气复 — 原因　大病之后，血未盛而气暴复，气无所依；证象　遍身浮肿，小便如常，别无所苦饮食渐加；治法　不药自愈

三五、痞满

证象　心下满而不痛，按之自濡

痞满
├─ 伤寒痞
│　├─ 原因　素禀阴藏，表邪未解而误下之
│　├─ 单水痞
│　│　├─ 虚
│　│　│　├─ 证象　口渴躁烦，小便不利
│　│　│　└─ 治法　五苓散
│　│　└─ 实
│　│　　　├─ 证象　痞硬满，引肋下痛
│　│　　　└─ 治法　十枣汤
│　├─ 单火痞
│　│　├─ 证象　心下痞，按之濡，关脉浮
│　│　└─ 治法　大黄黄连泻心汤
│　├─ 水火痞
│　│　├─ 证象　痞硬，干呕噫烦，腹鸣利
│　│　└─ 治法　半夏生姜甘草泻心汤
│　├─ 虚水痞
│　│　├─ 证象　心下痞硬，噫气不除
│　│　└─ 治法　旋覆代赭汤
│　├─ 虚寒痞
│　│　├─ 证象　心下痞硬，下利不止
│　│　└─ 治法　桂枝人参汤
│　└─ 寒热痞
│　　　├─ 证象　痞而恶寒汗出
│　　　└─ 治法　附子泻心汤
种类
└─ 杂病痞
　　├─ 原因　脾胃气虚，运化失职
　　├─ 中虚痞
　　│　├─ 证象　神疲肢倦，饮食无味
　　│　└─ 治法　调中益气汤或香砂六君子汤
　　├─ 食积痞
　　│　├─ 证象　恶食，嗳腐吞酸
　　│　└─ 治法　资生丸
　　├─ 痰结痞
　　│　├─ 证象　舌白腻，痰多脉滑
　　│　└─ 治法　导痰汤
　　└─ 湿盛痞
　　　　├─ 证象　胸痞闷，尿不利，舌白腻
　　　　└─ 治法　二陈汤加猪苓、泽泻

三六、积聚

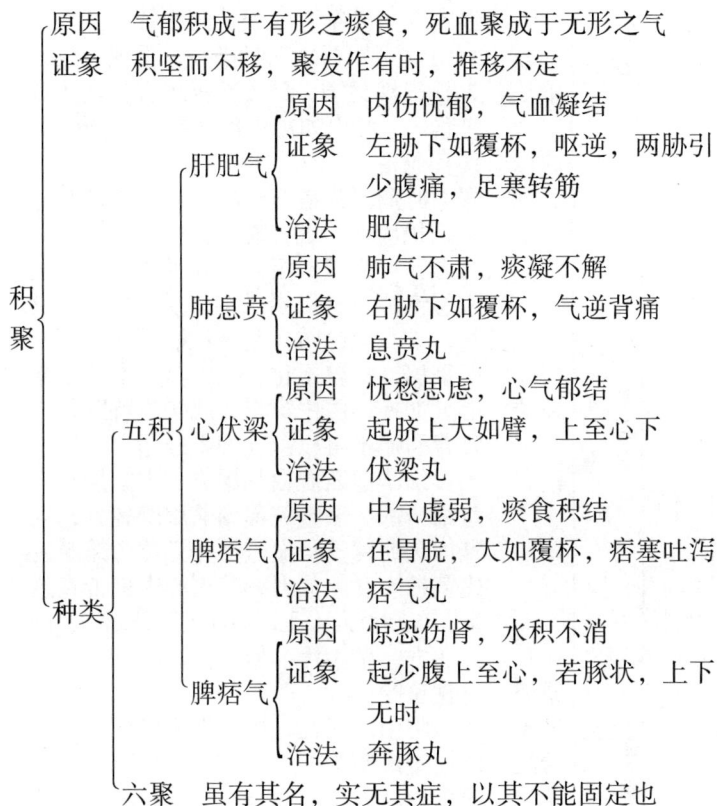

积聚
├─ 原因　气郁积成于有形之痰食，死血聚成于无形之气
├─ 证象　积坚而不移，聚发作有时，推移不定
└─ 种类
　　├─ 五积
　　│　├─ 肝肥气
　　│　│　├─ 原因　内伤忧郁，气血凝结
　　│　│　├─ 证象　左胁下如覆杯，呕逆，两胁引少腹痛，足寒转筋
　　│　│　└─ 治法　肥气丸
　　│　├─ 肺息贲
　　│　│　├─ 原因　肺气不肃，痰凝不解
　　│　│　├─ 证象　右胁下如覆杯，气逆背痛
　　│　│　└─ 治法　息贲丸
　　│　├─ 心伏梁
　　│　│　├─ 原因　忧愁思虑，心气郁结
　　│　│　├─ 证象　起脐上大如臂，上至心下
　　│　│　└─ 治法　伏梁丸
　　│　├─ 脾痞气
　　│　│　├─ 原因　中气虚弱，痰食积结
　　│　│　├─ 证象　在胃脘，大如覆杯，痞塞吐泻
　　│　│　└─ 治法　痞气丸
　　│　└─ 脾痞气
　　│　　　├─ 原因　惊恐伤肾，水积不消
　　│　　　├─ 证象　起少腹上至心，若豚状，上下无时
　　│　　　└─ 治法　奔豚丸
　　└─ 六聚　虽有其名，实无其症，以其不能固定也

三七、癥瘕

证象　癥坚硬不移，有形可征；瘕聚散无常，假物象形

蛟癥
- 原因　误食芹内蛟精，或误饮涧中蛟子
- 证象　腹中坚痞如石，发时极痛，手现青色
- 治法　先朴硝雄黄汤，后饴糖粳米杏仁乳饼煮粥食之，吐出如蜥蜴鳞甲皆具者数枚而愈

蛇癥
- 原因　误食蛇精
- 证象　腹中时痛，摸揣有蛇状，饥而食即吐
- 治法　实，积块丸；虚，蜈蚣散或雄黄散

鳖癥
- 原因　有五：一酒鳖，嗜酒血入于酒；二气鳖，大怒怫郁，气机窒滞，血凝于气；三血鳖，虚劳痼冷败血杂痰积而不消成血鳖；四鳖癥，食鳖不化；五鲙鳖，食鲙不化
- 证象　形大如杯，腹中窜走，或按之跳跃，或腰背引痛不可以息，妇人经闭
- 治法　大黄细辛散兼服白马尿方，虚宜加减大黄细辛散。酒鳖芫荑汤兼服麻雀方，气鳖加味芫荑汤，血鳖加味芫荑汤兼服生硫黄散。食鲙成者，其人心中极苦宜急下，久则杀人，实，橘皮大黄朴硝汤，虚，红曲方，生姜汁、紫苏汁饮亦可

鱼癥
- 原因　过食鱼鲙
- 证象　物积胸中不能吐，出久则成形如鱼
- 治法　同鲙鳖虚实治

发癥
- 原因　误食发丝
- 证象　心腹痛，咽间如有虫行，惟欲饮油
- 治法　油一斤，香泽煎之，器贮置病人头边，口鼻临油上，俟其闻香索饮，切勿与，令其疲睡，癥必出饮油，旁人石灰粉手捉癥，抽出自愈。或雄黄散，猪胆酒汤

虱癥
- 原因　性好啮虱
- 证象　见虱必啮，不能自制，时从下出
- 治法　用故篦子一枚或故梳子一枚，破为二份，取一份烧灰，取一份煎汤和服

癥瘕 { 证象 / 种类 }

种类 { 蛟癥 / 蛇癥 / 鳖癥 / 鱼癥 / 发癥 / 虱癥 }

（接下页）

癥瘕
- 种类
  - （接上页）
  - 米瘕
    - 原因　喜食生米
    - 证象　常思食米，不得米则吐清水，得米则止，饮食减少，腹膨坚硬
    - 治法　葱白乌梅方
- 瘕
  - 茶瘕
    - 原因　食茶叶只滞不消
    - 证象　嗜食茶叶，腹中结硬，形瘦面黄
    - 治法　姜黄芝麻汤或花椒芝麻丸
  - 面瘕
    - 原因　食面过多
    - 证象　但欲食面，胸中痞硬，不得吐
    - 治法　萝卜子汤、阿魏丸
  - 肉瘕
    - 原因　食肉不消
    - 证象　心下坚硬，腹胀，口干大渴，心急发热
    - 治法　杏仁连皮一碗，熟研，用沸汤三碗和汁，三服，利下肉片大坨，如未效，服山楂阿魏汤
  - 酒瘕
    - 原因　食酒不消
    - 证象　常思饮酒，不得则吐，多睡，腹中积块，随气上下，或全身肿满，肌肤色黄
    - 治法　虚，葛花神曲汤；实，甘遂牵牛散
  - 菜瘕
    - 原因　食菜过多
    - 证象　时欲食菜，不得则流涎，胸中痞闷
    - 治法　丁香玉桂麝香散
  - 狐瘕
    - 原因　悲哀惊恐，多生于女子
    - 证象　月水不通，腹中有块，喜睡多思，神志恍惚，胸胁腰背痛，阴肿，尿难，嗜食欲呕
    - 治法　新鼠散
  - 气瘕
    - 原因　心中怫郁
    - 证象　腹中有块，大如卵，按之坚，推之动，月事以时下
    - 治法　实，大七气汤《易简》红丸；虚，加减晞露丸、加减木香通气散
  - 血瘕
    - 原因　气郁血凝，或寒客子门
    - 证象　月事不下，余同气瘕
    - 治法　实，血瘕散、大黄䗪虫丸；虚，温经汤或和血通经汤

三八、痿证

痿证
- 原因　热伤血液，或湿热流注
- 证象　手足痿软无力
- 种类
  - 五痿
    - 皮痿
      - 证象　皮毛虚弱急薄，发为痿躄足软
      - 治法　养阴清肺汤
    - 脉痿
      - 证象　心中烦热，胫纵不能任地，失眠口渴，脉数舌绛
      - 治法　铁粉丸
    - 筋痿
      - 证象　拘挛不伸，易怒，口渴舌燥
      - 治法　紫葳汤
    - 肉痿
      - 证象　肌肉不仁
      - 治法　二术霞天膏
    - 骨痿
      - 证象　腰脊举足不能行
      - 治法　加味金刚丸
  - 湿热痿
    - 证象　四肢酸软，自觉足气上行
    - 治法　桂枝去芍药加麻黄附子细辛汤
  - 气虚痿
    - 证象　四肢缓纵不收，少气懒言，脉弱
    - 治法　加味四君子汤
  - 血虚痿
    - 证象　手足无力，不能行动，面白，脉细舌红
    - 治法　加味四物汤

三九、麻木

麻木
├─ 原因　麻，血虚气滞；木，死血凝滞
├─ 证象　麻，非痒非痛，肌肉内如小虫乱行，按之不止，搔之愈甚；木，不痒不痛，自己之肉如他人之肉，按之不知，搔之不觉
└─ 种类
　　├─ 半身麻木
　　│　├─ 原因　在左风邪与血少，在右气虚与湿痰
　　│　├─ 证象　或左手足麻木，或右手足麻木
　　│　└─ 治法　左，加减顺燥汤；右，祛风除湿汤
　　├─ 舌本麻木
　　│　├─ 原因　心脾肝肾气血亏损，湿痰风火相袭
　　│　├─ 证象　舌根麻木不仁
　　│　└─ 治法　止麻消痰饮
　　└─ 手指麻木
　　　　├─ 原因　心胃气血空虚
　　　　├─ 证象　中指食指忽然麻木不仁
　　　　└─ 治法　十全大补汤加羌活、秦艽

治麻，先宜以生姜为引，枳壳开气，半夏逐痰，羌、防散风，通、皂通经，僵蚕治虫行，在手臂用桑枝，在股足加牛膝。待病减，乃用补中益气倍芪、参。治木，先宜桂、附为引，乌药、木香行气，归、胶、桃、红活血，通、皂山甲通经，待病减，乃用八珍汤。无不验，此治麻木之大法也。

四十、瘛疭

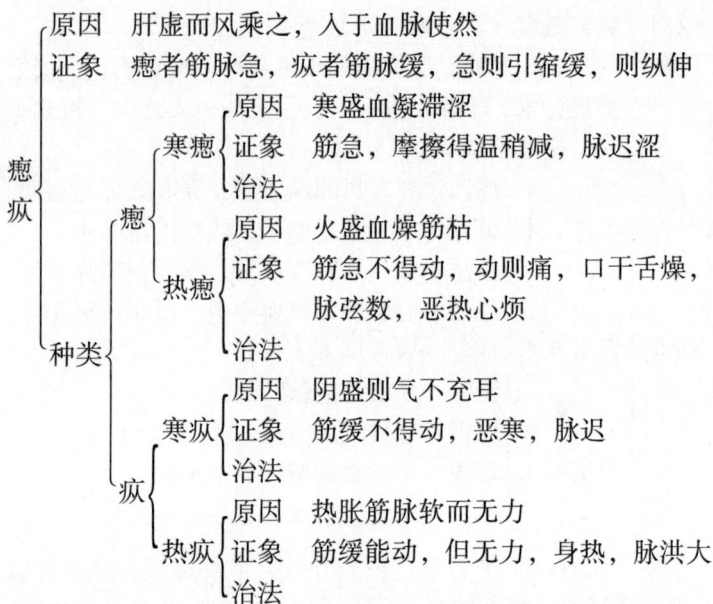

瘛疭
- 原因 肝虚而风乘之，入于血脉使然
- 证象 瘛者筋脉急，疭者筋脉缓，急则引缩缓，则纵伸
- 种类
  - 瘛
    - 寒瘛
      - 原因 寒盛血凝滞涩
      - 证象 筋急，摩擦得温稍减，脉迟涩
      - 治法
    - 热瘛
      - 原因 火盛血燥筋枯
      - 证象 筋急不得动，动则痛，口干舌燥，脉弦数，恶热心烦
      - 治法
  - 疭
    - 寒疭
      - 原因 阴盛则气不充耳
      - 证象 筋缓不得动，恶寒，脉迟
      - 治法
    - 热疭
      - 原因 热胀筋脉软而无力
      - 证象 筋缓能动，但无力，身热，脉洪大
      - 治法

四一、筋惕

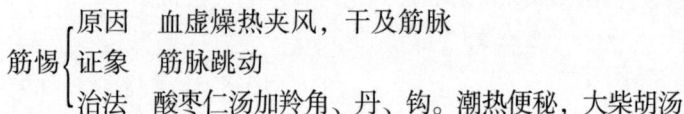

筋惕
- 原因 血虚燥热夹风，干及筋脉
- 证象 筋脉跳动
- 治法 酸枣仁汤加羚角、丹、钩。潮热便秘，大柴胡汤

四二、肉瞤

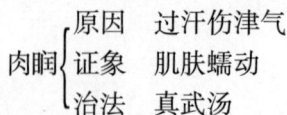

肉瞤
- 原因 过汗伤津气
- 证象 肌肤蠕动
- 治法 真武汤

四三、烦躁

烦躁
- 原因　烦因心热，躁由阴盛
- 证象　烦者，心烦不安，在心胸；躁者，手足躁扰，在手足
- 种类
  - 烦
    - 表烦
      - 证象　不汗烦躁，脉浮而数
      - 治法　大青龙汤
    - 里烦
      - 证象　不大便，脐下硬痛，烦躁，发作有时
      - 治法　承气汤
  - 躁
    - 阳躁
      - 证象　烦躁不得眠，夜而安静，脉沉微，身无大热
      - 治法　干姜附子汤
    - 阴躁
      - 证象　吐利，手足厥冷，烦躁欲死
      - 治法　吴茱萸汤

四四、失眠

失眠
- 原因　血虚不能养心
- 种类
  - 心神不安
    - 证象　心悸乱梦
    - 治法　朱砂安神丸或琥珀多寐丸
  - 心肾不交
    - 证象　怔忡遗精，小便频数
    - 治法　酸枣仁汤、黄连阿胶鸡子黄汤
  - 胃不和
    - 证象　胸腹饱闷，饮食不思
    - 治法　半夏秫米汤
  - 肝阳旺
    - 证象　头痛目眩，耳鸣善怒，脉弦
    - 治法　平肝汤
  - 肝有热
    - 证象　目赤，便秘溲热，脉弦实
    - 治法　龙胆泻肝汤

四五、怔忡

怔忡
- 原因　心血不足
- 证象　怔者心忽跳动，忡者如有物撞，健忘失眠，脉弦大
- 种类
  - 肾虚
    - 证象　遗精盗汗，脉细
    - 治法　地黄枸杞丸或加减六味地黄丸
  - 心虚
    - 证象　健忘失眠，脉弦大
    - 治法　天王补心丹、朱砂安神丸
  - 痰阻心脏
    - 证象　舌苔白腻，脉弦滑
    - 治法　温胆汤、茯苓饮子

四六、懊憹

懊憹
- 原因　表邪未解而遂下之，在表阳邪乘虚内陷心胸间
- 证象　懊为烦恼，憹为郁闷，较烦闷尤甚
- 种类
  - 太阳懊憹
    - 证象　心中懊憹，短气烦躁
    - 治法　栀子豉汤
  - 阳明懊憹
    - 证象　手足温，不结胸，懊憹，饥不欲食，但头汗出
    - 治法　栀子豉汤

四七、谵语

谵语
- 原因　心为热冒，神识昏乱，故妄有所见，语言谵妄
- 证象　有独语、狂语、语言不休之分。独语者个人自语，间有错乱，若与人言，言之有次；狂语者，狂言骂咒不避亲疏，甚则喊叫；语言不休者，言语错乱，无休止
- 种类
  - 燥结胃实
    - 证象　大便硬，潮热
    - 治法　大承气汤
  - 热入血室
    - 证象　妇人伤寒，发热，经水适来，昼日明了，暮则谵语，如鬼状
    - 治法　加减小柴胡汤
  - 三阳合病
    - 证象　腹满身重，难以转侧，口不仁，面垢谵语，遗尿
    - 治法

四八、郑声

郑声 $\begin{cases} 原因 & 汗下过多，损伤阳气 \\ 证象 & 与谵语同属语言错乱，但郑声反复，声低气短 \\ 治法 \end{cases}$

四九、悸症

悸症 $\begin{cases} 原因 & 或由气虚，或由停水 \\ 证象 & 筑筑然动 \\ 种类 \begin{cases} 心下悸 \begin{cases} 实 \begin{cases} 原因 & 水气凌心 \\ 证象 & 心下澹澹大动 \\ 治法 & 茯苓甘草汤 \end{cases} \\ 虚 \begin{cases} 原因 & 心气空虚 \\ 证象 & 叉手自冒心，心下悸，欲得按 \\ 治法 & 桂枝甘草汤 \end{cases} \end{cases} \\ 脐下悸 \begin{cases} 原因 & 肾阳虚不能蒸化膀胱之水，水邪夹气上冲 \\ 证象 & 脐下筑筑动，状若奔豚 \\ 治法 & 茯苓桂枝甘草大枣汤 \end{cases} \end{cases} \end{cases}$

五十、眩晕

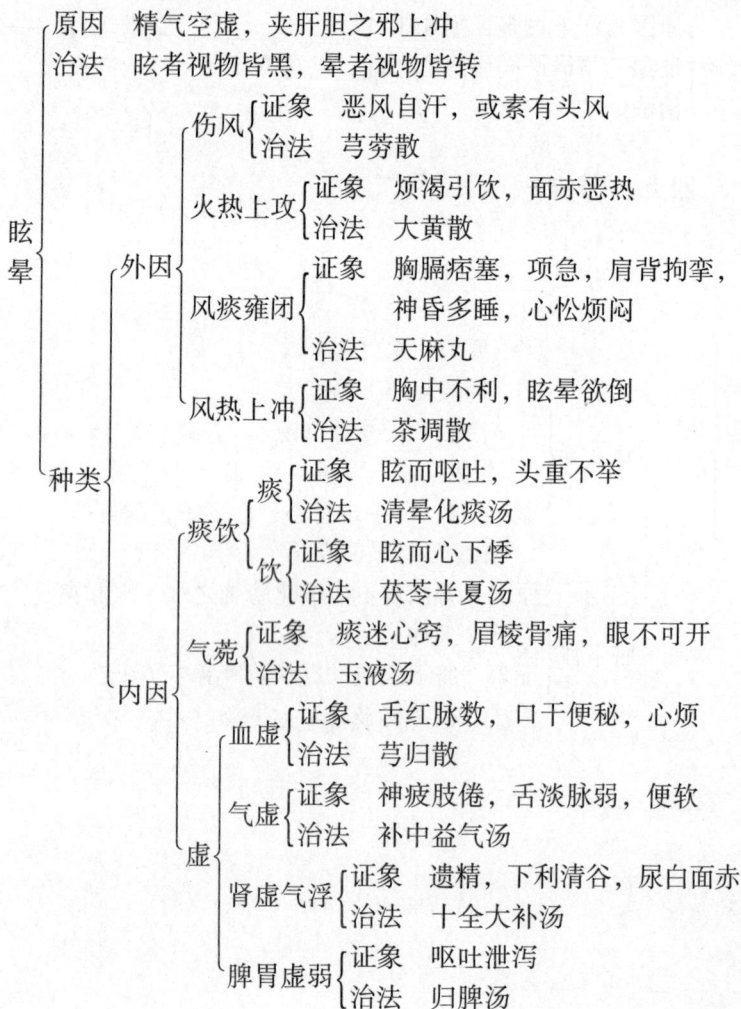

眩晕

原因　精气空虚，夹肝胆之邪上冲
治法　眩者视物皆黑，晕者视物皆转

种类

外因

伤风
证象　恶风自汗，或素有头风
治法　芎劳散

火热上攻
证象　烦渴引饮，面赤恶热
治法　大黄散

风痰雍闭
证象　胸膈痞塞，项急，肩背拘挛，神昏多睡，心忪烦闷
治法　天麻丸

风热上冲
证象　胸中不利，眩晕欲倒
治法　茶调散

内因

痰饮

痰
证象　眩而呕吐，头重不举
治法　清晕化痰汤

饮
证象　眩而心下悸
治法　茯苓半夏汤

气菀
证象　痰迷心窍，眉棱骨痛，眼不可开
治法　玉液汤

虚

血虚
证象　舌红脉数，口干便秘，心烦
治法　芎归散

气虚
证象　神疲肢倦，舌淡脉弱，便软
治法　补中益气汤

肾虚气浮
证象　遗精，下利清谷，尿白面赤
治法　十全大补汤

脾胃虚弱
证象　呕吐泄泻
治法　归脾汤

五一、痉证

痉证
- 原因　津虚血少是本，风寒湿邪是标
- 证象　项背反张，脉沉迟弦细，发热口噤，头摇目赤
- 种类
  - 刚痉
    - 原因　津血虚于内，风寒侵于外
    - 证象　发热恶寒，无汗，身体强直，口噤
    - 治法　葛根汤
  - 柔痉
    - 原因　津血内虚，风湿外感
    - 证象　发热汗出，不恶寒，项强几几，身不强直
    - 治法　栝蒌桂枝汤

五二、厥证

厥证
- 证象　四肢厥冷，或更猝倒暴厥，不省人事
- 种类
  - 寒厥
    - 原因　阳气虚于下
    - 证象　身肢俱冷，面青舌白，脉迟微，手指甲青，手足心与背俱冷
    - 治法　通脉四逆汤
  - 热厥
    - 原因　阴气衰于下
    - 证象　身热面赤，唇燥口干，舌赤脉数，手指甲青紫，手足心热
    - 治法　安宫牛黄丸、紫雪丹、至宝丹
  - 真热假寒厥
    - 原因　阳极似阴
    - 证象　手足厥冷，脉沉而伏
    - 治法　大承气汤

（接下页）

（接上页）

厥证
- 种类
  - 痰厥
    - 证象　痰涎骤涌，声如拽锯，昏不知人
    - 治法　稀涎散或控涎丹
  - 气厥
    - 证象　昏晕不醒，身冷，无痰涎
    - 治法　乌药顺气散
  - 风厥
    - 证象　猝倒抽搐
    - 治法
  - 蛔厥
    - 原因　胃中寒
    - 证象　吐蛔而厥
    - 治法　安蛔散，或理中汤加炒川楝、槟榔
  - 脏厥
    - 原因　脏气虚寒
    - 证象　厥而胃冷，躁不得安，舌白，脉沉微
    - 治法　四逆汤或通脉四逆汤
  - 尸厥
    - 原因　天地戾气与脏气相忤逆
    - 证象　猝倒如尸，厥冷，面青，牙关紧闭
    - 治法　尸厥方或尸厥散，甚则先用开关散擦开
      牙后灌以苏合香丸

五三、癫狂

癫狂
- 原因
  - 癫　因积忧积怨，病在心、脾、包络，三阴蔽而不宣
  - 狂　因谋虑不决，屈怒难伸，肝、胆、胃经火炽痰壅
- 证象
  - 癫　常昏多倦，或笑或泣，如醉如痴，语乱，秽洁不知
  - 狂　常醒多怒，发作刚暴，骂詈不避亲疏，甚则登高而歌，弃衣而走
- 种类
  - 癫
    - 初病
      - 痰闭　滚痰丸
      - 火郁　清心丸
    - 久病
      - 脾虚　归脾丸
      - 心虚　枕中丹
  - 狂
    - 初病
      - 肝胆火旺　生铁落饮
      - 阳明热实　大承气汤或白虎汤
      - 热入血室　加味小柴胡汤
    - 久病，水亏火旺，宜二阴煎

五四、痫证

痫证 {
原因　风痰为患是标，肾水不足是本
证象　猝倒神昏，口吐白沫，发声类畜，甚则瘛疭㖞斜，
　　　目睛上视
治法　急救法以三蛇胆陈皮末调服立醒，因惊加温胆汤，
　　　风痰青州白丸子，壅痰滚痰丸，气郁矾郁丸
}

五五、战栗

战栗 {
原因　阴寒内盛，阳气怯弱，正不胜邪
证象　战者身颤栗，则心振摇头鼓颔
治法　姜附四逆汤
}

五六、卑慄

卑慄 {
证象　胸中痞塞，不能饮食，如痴如醉，心中常有所歉，
　　　爱居暗室或倚门后，见人即惊避无地，每病至数年
治法　天王补心丹或人参养荣汤或古庵心肾丸
}

五七、健忘

健忘 {
原因　心肾不交，或思虑过度，或精神短少，或上盛下虚，
　　　或上虚下盛，或素多痰饮，或痰迷心窍，或勤政劳心、
　　　读书刻苦，或年老神衰，或禀赋不足、神志虚扰
证象　遇事善忘
治法 {
心肾不交　坎离既济丸或朱雀丸
思虑过度　归脾汤或引神归舍丹
精神短少　人参养荣汤
上盛下虚　养心汤
上虚下盛　龙眼汤
素多痰饮　茯苓汤
痰迷心窍　导痰汤下寿星丸
勤劳刻苦　安神定志丸
年老神衰　加减固本丸
禀赋不足　定志丸、孔圣枕中丹
}
}

五八、多眠

多眠 {
　原因　心神昏浊，不能自主，或心火虚衰，不能生土
　证象　时时困倦喜眠，湿盛必体重，气虚必食已困倦（名
　　　　饭醉），血虚必四肢怠惰，阳气虚必脉沉细，身冷，
　　　　昏睡不省
　治法 {
　　　湿盛　平胃散加防风、白术
　　　气虚　六君加楂、曲麦
　　　血虚　人参养荣汤
　　　阳气虚　急与四逆汤令四肢温暖，否则，有熟睡至死者

五九、多梦

多梦 {
　原因　心神不安，魂魄不宁
　证象　夜眠多梦
　治法　别离散、益气安神汤。梦而魇由心实，静神丹，心
　　　　虚，清心补血汤、鬼魇雄朱散

六十、咳嗽

咳嗽 {
　原因　或外感六淫，或内伤七情
　证象　有声无痰曰咳，非无痰，痰不易出也。有痰无声曰
　　　　嗽，非无声，声不甚响也
　种类 {
　　外感 {
　　　风咳 {
　　　　证象　恶风自汗，鼻塞流涕，语未竟而
　　　　　　　咳，喉痒脉浮
　　　　治法　款冬花散、金沸草散
　　　寒咳 {
　　　　证象　面白，舌白滑，痰白作泡，鼻塞恶
　　　　　　　寒，无汗脉紧
　　　　治法　二陈汤加麻、杏、桔，或半夏温肺汤
　　　热咳 {
　　　　证象　烦热引饮，口燥，脉数
　　　　治法　洗肺散、芩半丸、黄连化痰丸
　　　湿咳 {
　　　　证象　痰多舌腻，肢重，小便不利，脉濡细
　　　　治法　白术汤或白术丸
　　　燥咳 {
　　　　证象　痰坚结，涩而难出，烦渴便秘
　　　　治法　清燥救肺汤
　　　火咳 {
　　　　证象　面赤烦渴，舌绛唇紫，脉洪数有力
　　　　治法　清肺饮、清火止咳汤

（接下页）

				证象	喘息有音，甚则唾血，久不已传，大肠则遗矢
			肺咳	治法	宜桔梗、贝母、瓜蒌、花粉、桑皮、苏子，或麻黄汤。大肠咳宜赤石脂禹余粮汤。引上加升麻，引下加大黄
			心咳	证象	咳则心痛，喉中如梗，甚则咽痛喉痹，久不已，传小肠则矢气，气与咳俱失
		内伤		治法	宜黄连、细辛、郁金、麦冬、远志等，或桔梗汤。小肠咳宜芍药汤或芍药甘草汤。引上加桔梗，引下加木通、小茴
咳嗽	种类		肝咳	证象	咳则两胁痛，甚则难以转侧，久不已，传胆则呕胆汁
				治法	宜柴胡、前胡、川芎、青皮、青黛等，或小柴胡汤。胆咳宜黄芩汤或加半夏生姜汤
			脾咳	证象	咳则右胠痛引肩背，甚则不可以动，动则咳剧，久不已，传胃，则咳而呕，呕甚则长虫出
				治法	宜半夏、二术、陈皮、腹皮等，或升麻汤。胃咳乌梅丸
			肾咳	证象	咳则腰背相引痛，甚则咳涎，久不已，传膀，胱则咳而遗尿，或传三焦，则咳而腹满，不欲饮食
				治法	宜独活、天冬、山萸、骨脂等，或麻附细辛汤。膀胱咳宜茯苓汤或茯苓甘草汤。三焦咳宜木香顺气汤、异功散
		食积咳		证象	胸满嗳酸，发热，面上如蟹爪，一黄一白
				治法	非青黛、瓜蒌不除，瓜蒌丸或二母宁嗽汤

（接上页）

六一、喘证

喘证
├─ 证象　张口抬肩，呼吸急促，易出而难纳
└─ 种类
　　├─ 风寒喘
　　│　├─ 原因　风寒外束
　　│　├─ 证象　无汗而喘
　　│　└─ 治法　寒重麻黄汤，寒轻华盖散，寒夹饮小青龙汤
　　├─ 风热喘
　　│　├─ 原因　风热郁肺
　　│　├─ 证象　汗出而喘
　　│　└─ 治法　麻杏石甘汤，继服加减泻白散清余热
　　├─ 痰实喘
　　│　├─ 原因　恣食厚味
　　│　├─ 证象　痰声辘辘。热实，口渴，痰稠，便秘；寒实，痰白、凛寒，口不渴
　　│　└─ 治法　热实，加味礞石滚痰丸；寒实，加味桔梗白散
　　├─ 火郁喘
　　│　├─ 原因　嗜食肥甘，或素禀热体
　　│　├─ 证象　五心烦热
　　│　└─ 治法　泻白散，体虚者宜加味泻白散
　　├─ 气逆喘
　　│　├─ 原因　肺气上逆
　　│　├─ 证象　惟无痰声
　　│　└─ 治法　苏子降气汤
　　├─ 肺虚喘
　　│　├─ 原因　咳血之后，阴液大伤，或气虚不能摄纳
　　│　├─ 证象　阴虚精神疲倦，咽干口燥，气虚则喘急，苦不接续，面色㿠白，少气
　　│　└─ 治法　五味子汤或补肺止喘汤
　　└─ 肾虚喘
　　　　├─ 原因　纵欲
　　　　├─ 证象　而赤足冷
　　　　└─ 治法　肾气丸，剧者兼服黑锡丹

六二、哮证

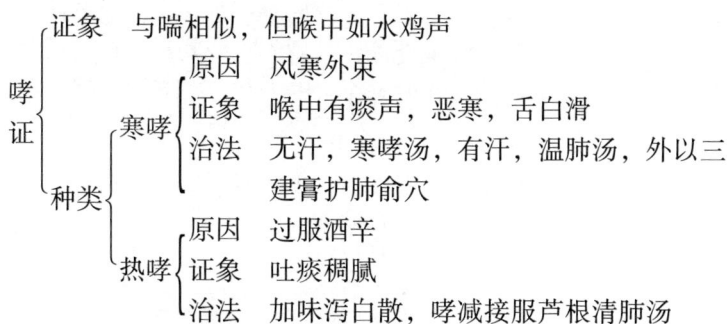

哮证
├─ 证象　与喘相似，但喉中如水鸡声
└─ 种类
　　├─ 寒哮
　　│　├─ 原因　风寒外束
　　│　├─ 证象　喉中有痰声，恶寒，舌白滑
　　│　└─ 治法　无汗，寒哮汤，有汗，温肺汤，外以三建膏护肺俞穴
　　└─ 热哮
　　　　├─ 原因　过服酒辛
　　　　├─ 证象　吐痰稠腻
　　　　└─ 治法　加味泻白散，哮减接服芦根清肺汤

六三、呕吐哕

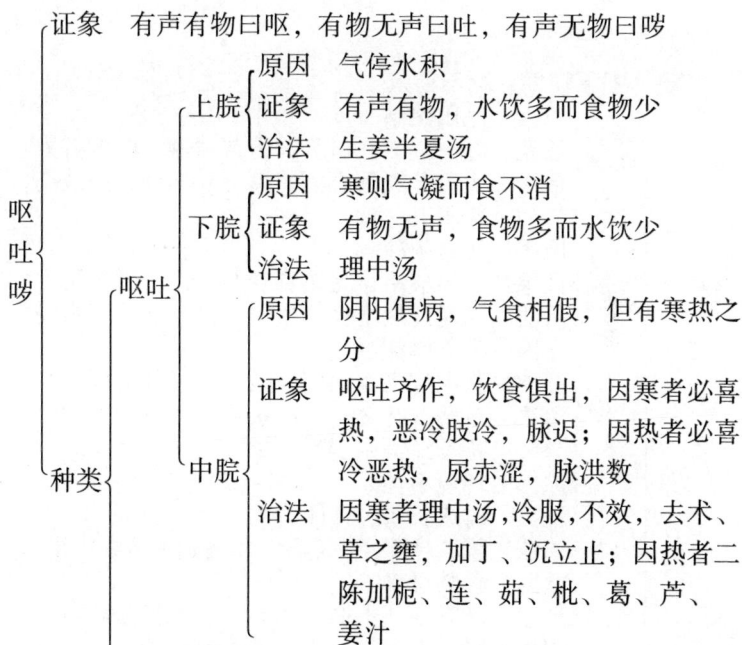

呕吐哕
├─ 证象　有声有物曰呕，有物无声曰吐，有声无物曰哕
└─ 种类
　　├─ 呕吐
　　│　├─ 上脘
　　│　│　├─ 原因　气停水积
　　│　│　├─ 证象　有声有物，水饮多而食物少
　　│　│　└─ 治法　生姜半夏汤
　　│　├─ 下脘
　　│　│　├─ 原因　寒则气凝而食不消
　　│　│　├─ 证象　有物无声，食物多而水饮少
　　│　│　└─ 治法　理中汤
　　│　└─ 中脘
　　│　　　├─ 原因　阴阳俱病，气食相假，但有寒热之分
　　│　　　├─ 证象　呕吐齐作，饮食俱出，因寒者必喜热，恶冷肢冷，脉迟；因热者必喜冷恶热，尿赤涩，脉洪数
　　│　　　└─ 治法　因寒者理中汤，冷服，不效，去术、草之壅，加丁、沉立止；因热者二陈加栀、连、茹、枇、葛、芦、姜汁
　　└─（接下页）

呕吐哕 {
　种类 {
　　呕吐 {
　　　痰饮 {
　　　　（接上页）
　　　　证象　遇寒即发，呕吐痰涎，脉沉滑，甚则痰满胸喉，入物则吐
　　　　治法　宜丁蔻、砂、夏、陈、姜，加姜汁、芥汁，甚者先宜来复丹，控其痰涎后，用二陈加枳、桔、砂、朴、姜汁，虚加人参
　　　}
　　哕 {
　　　热哕 {
　　　　原因　胃口有热
　　　　证象　干呕无物，烦渴唇红，脉洪数
　　　　治法　栀子竹茹汤
　　　}
　　　痰哕 {
　　　　原因　胃口有痰
　　　　证象　干呕胸痞，脉滑
　　　　治法　二陈汤
　　　}
　　　虚哕 {
　　　　原因　胃家气血两虚
　　　　证象　干呕无物，脉虚神疲
　　　　治法　橘红汤入姜汁、蔗浆细呷之
　　　}
　　}
}

六四、噎膈

噎膈 {
　证象　咽下梗塞，食不得入
　种类 {
　　热膈 {
　　　原因　三阳热结
　　　证象　吐出酸热，口臭，舌苔黄燥，脉大有力
　　　治法　大黄黄连泻心汤。虚，黄连汤，阴液伤，兼服五汁饮
　　}
　　寒膈 {
　　　原因　过食生冷
　　　证象　吐出酸冷，无热臭气，舌白，脉小无力
　　　治法　四逆汤加半夏、生姜。虚，加味理中汤
　　}
　　痰膈 {
　　　原因　恣食厚味
　　　证象　胸中痞满，咽间有痰难出，脉滑而实
　　　治法　瓜蒂散吐之，吐后余势未清及形气虚者，茯苓泽泻生姜半夏汤
　　}
　　气膈 {
　　　原因　环境不佳
　　　证象　时或长叹，便闭胸闷，脉弦而涩
　　　治法　轻者越鞠合赭石汤，重者逍遥合大半夏汤
　　}
　　食膈 {
　　　原因　食物过多
　　　证象　胸腹壅塞不通，痛不可近，脉弦而实
　　　治法　轻者枳实汤，重者大黄厚朴汤
　　}
　}
}

六五、反胃

反胃 {
原因　命门火衰，脾胃虚寒
证象　朝食暮吐，暮食朝吐，脉紧而涩
治法　加味六君子汤，兼服驴溺汤
}

六六、关格

关格 {
证象　水浆吐逆曰格，二便俱闭曰关
种类 {
暴病 {
原因　寒遏胸中，热闭下焦
证象　外物不得入内，内物不得，出外骤然而得
治法　先宜辛香通窍，下降用丁、沉、藿、蔻、苏、姜、陈，次宜苦寒利气下泄，用大黄、知、柏、牛、通、滑、车。古法芒硝汤、大承气汤
}
久病 {
原因　忧愁怒郁，脾气不舒；色欲过度，精气以损
证象　伤脾由格而关，伤肾由关而格
治法　伤脾，初起可治，成则必死；伤肾，初起可治成，则必死
}
}
}

六七、呃逆

呃逆 {
证象　气自脐下直冲于上，发于咽喉而作声，有中下之别。中焦呃逆属胃，短而促；下焦呃逆属肾，缓而迟
种类 {
寒呃 {
原因　胃中虚冷
证象　呃而不能食，舌苔白滑
治法　丁香柿蒂汤
}
热呃 {
原因　胃热气逆
证象　呃而烦渴，舌黄燥，甚则腹满便秘
治法　橘皮竹茹汤，甚者承气汤，下之愈
}
虚呃 {
原因　肾虚气不归原
证象　呃而气喘，冷汗，脉微
治法　黑锡丹
}
}
}

六八、吞酸吐酸

吞酸吐酸 {
原因　湿热郁积，肝气不舒
证象　吞酸者，喉间噫气即有酸水，咯之不上，咽之不下，胸中泛泛不宁。吐酸者，时作呕恶，所吐皆酸，甚则令上下牙酸涩不能相对
治法 {
吞酸　左金丸
吐酸　平胃散
}
}

六九、嘈杂

嘈杂 {
证象　胸中似饥似辣，扰扰不宁，莫能名状
种类 {
脾阴虚 {
证象　胸中烧辣，咽干舌燥，便秘脉数，似饥，得食暂止
治法　甘露饮
}
胃阳虚 {
证象　痰饮内聚，似酸似辣，而不喜食
治法　二陈汤
}
五更嘈杂 {
原因　思虑伤血
证象　五更则嘈杂，口干咽燥，失眠怔忡
治法　天王补心丹
}
病后嘈杂 {
原因　津液未充
证象　大病后忽然嘈杂，口渴烦热
治法　竹叶石膏汤
}
}
}

七十、胸痹

胸痹 {
原因　胸中阳气不足，阴气内着
证象　胸间闭塞不开，短气喘满，痛引心背
治法　轻则栝蒌薤白白酒汤，重则附子干姜汤
}

七一、喑证

喑证 {

喉喑 {

邪实 {
原因　或外感风寒，或痰涎壅塞
证象　失音因风寒者兼恶寒舌白，因痰涎者兼喉间有痰，由暴而得
治法　因风寒者麻黄汤，因痰涎者导痰汤
}

正虚 {
原因　色欲伤阴，燥火上炎
证象　咳久失音，咽干舌燥，由渐而成
治法　清音汤
}

}

舌喑 {

邪实 {
原因　痰迷
证象　舌本强硬，不能言
治法　宜防、僵蚕、通、菖、竹沥、栀、星、半、荆、陈，体虚生痰者宜补虚汤
}

正虚 {
原因　中风精血空虚，心肾脉络失养
证象　舌体弛缓，发言不利，语言謇涩
治法　大秦艽丸
}

}

}

七二、疝证

疝证
- 原因 外感寒邪，内郁湿热
- 证象 小腹坠痛，控引睾丸，作止无时
- 种类
  - 冲疝
    - 原因 寒湿久郁化热，复感外寒
    - 证象 少腹痛引睾丸，气上冲心，二便秘涩，脉弦，属热气上行。如奔豚，脐下悸，大便通利，小便不利，脉滑，属水气
    - 治法 热，川楝汤；水气，夺命汤
  - 厥疝
    - 原因 肝热上行
    - 证象 少腹痛引睾丸，胃作吐，脉弦
    - 治法 川楝散。属寒必口不渴，畏寒，小溲清长，舌润，蟠葱散
  - 瘕疝
    - 原因 脾受肝邪，又传于肾
    - 证象 少腹痛，左右有气留成形，状如黄瓜，时痛，女子白带涟涟，男子睾丸肿痛。寒兼腹中冷，手足不仁，舌苔白润，脉紧，寒重则冷甚；热兼腹中热，口苦咽干，舌尖绛，便秘，脉弦，热轻则大便必通
    - 治法 寒，乌头桂枝汤，当归四逆汤，寒重，大乌头煎；热，龙胆泻肝汤，热轻川柏散
  - 狐疝
    - 原因 寒湿袭厥阴
    - 证象 睾丸胀痛，卧则入腹，立则出腹，脉弦舌白
    - 治法 实者大黄皂刺汤，虚者荔枝橘核汤
  - 癀疝
    - 原因 气血凝滞
    - 证象 少腹痛引睾丸，阴侧有块，如黄瓜，内有脓血，脉弦滑
    - 治法 实者大黄皂刺汤，虚者荔枝橘核汤
  - 癃疝
    - 原因 过食酸物
    - 证象 小便不通，大便急胀，睾丸肿痛，脉弦涩，舌苔薄白而滑
    - 治法 茴楝五苓散
  - 癫疝
    - 原因 湿热壅滞
    - 证象 阴囊肿大如斗，顽癫不仁
    - 治法 十味苍柏散，外以雄黄白矾汤洗之

七三、癃闭

癃闭 {
原因　或因热气壅闭或因阳虚不化，或因津液短少
证象　闭为小便闭塞不通，癃为小便点滴淋沥。因热气壅
　　　闭者，必小便点滴淋沥，茎中或痛或不痛；因阳虚
　　　不化者，必小便不通，小腹胀满；因津液短少者，
　　　必小便出而不多，茎中无烧痛之苦
治法 {
热气壅闭，宜清利，如八正散之类
阳虚不化，宜温化，如肾气丸之类
津液短少，宜益气生津，如生脉散之类
}
}

七四、遗溺

遗溺 {
证象　不知而尿自出
种类 {
睡中遗尿 {
原因　幼稚好动魂游，脬气未固，不能约束津液
治法　宜桑螵蛸、覆盆子、鸡内金（男母女公）、鸡肠全具共为末服
}
气脱遗尿 {
原因　中风肾阳虚脱，不能收摄
治法　死不治
}
}
}

七五、小便不禁

小便不禁 {
证象　知而不能固止，溺之自出
种类 {
年老不禁 {
原因　肺气不摄，或肾阳不固
治法　肾气丸去苓、泽，加参、芪
}
生产不禁 {
原因　稳婆损脬，膀胱不能主藏
治法　补胞汤
}
}
}

七六、淋证

淋证
├─ 证象　小便淋沥，滴涩作痛，小腹弦急
└─ 种类
　├─ 砂淋
　│　├─ 原因　毒气传染，多由宿娼得之，或膀胱有热，煎熬津液而成
　│　├─ 证象　小溲涩痛，尿后有砂沉于缸底
　│　└─ 治法　朝服二神散，晚服琥珀通结汤。若涩痛稍瘥，小便较易，宜接服滑石白鱼散收功
　├─ 石淋
　│　├─ 原因　毒气传染或妄服金石热药，或忍精不泄，或忧郁之气下注
　│　├─ 证象　小溲涩结，尿下小石，或黄赤或，混浊
　│　└─ 治法　朝服琥珀滑石散，晚服海金沙散。若涩痛稍瘥，小便较易，宜接服神效琥珀散收功
　└─ 膏淋
　　├─ 原因　毒气传染，或肾气虚弱，或湿热壅盛
　　├─ 证象　因毒传染者，尿道刺痛，尿如脂膏，淋沥点滴；因肾气虚者，腰部酸痛，头目昏眩，精神疲乏，尿微刺痛，或不痛，尿如脂膏；因湿热壅盛者，胃呆，舌苔黄腻，小溲刺痛，尿如脂膏
　　└─ 治法　因毒气传染者，晚服海金沙滑石汤，朝服琥珀滑石散，以神效琥珀散收功。因肾气虚者，朝服肉苁蓉散，晚服桑螵蛸散。因湿热壅盛者，朝服海金沙散，晚滑石汤

（接下页）

（接上页）

淋证 — 种类

血淋
- 原因　浊气传染，或热盛搏血，或瘀血停留，或血分亏弱，或肾气虚弱
- 证象　尿道刺痛如割，溺红如血，或口渴喜饮，或少腹硬痛，尿痛如割，色红如血，或面黄肌瘦，肤色枯槁，指甲无华，尿红如血，或血色瘀淡，腰部酸痛
- 治法　浊气传染者，朝服加味立效散，晚服琥珀通结汤，以茅根汤收功。热盛搏血，者朝服生地竹叶饮，晚服发灰散。瘀血停留者，朝服牛膝藕节汤，晚服四物和血膏。血分虚弱者，朝阿服胶柏叶汤，晚服四物补血汤，肾气虚弱者，朝服补肾止血丸，晚服肾气丸

气淋
- 原因　七情郁结或劳役过度
- 证象　七情郁结，胸腹闷滞，时欲叹息，小便淋沥，塞结作痛。劳役过度，时觉有气下陷，面色萎黄，精神疲倦，小便淋沥
- 治法　七情郁结，朝服瞿麦汤，晚服木香葵子散。劳役过度，加味补中益气汤

热淋
- 原因　过食厚味，火毒壅结
- 证象　烦渴，小便涩痛，尿热而红，脉实
- 治法　加味导赤散

冷淋
- 原因　下元虚冷
- 证象　先寒栗而后淋涩尿数，尿色清白
- 治法　加味肾气丸或肉苁蓉丸，甚者用牛膝八味丸，口渴栝蒌瞿麦丸

劳淋
- 原因　负重远行，或强力入房，或用心过度
- 证象　伤脾　面黄肌瘦，小便涩痛，尿色清白
  - 伤肾　腰部酸痛，尿涩痛而色清白
  - 伤心　失眠怔忡，尿淋沥而色清白
- 治法　伤脾　加味补中益气汤或归脾汤
  - 伤肾　朝服牛膝八味丸，晚服菟丝子汤
  - 伤心　朝服白芍汤，晚服清心莲子丸

七七、浊证

浊证
- 证象　马口时有秽物如疮脓，目眵淋沥不断
- 种类
  - 白浊
    - 原因　毒气传染，败精流溢
    - 证象　初茎中热痛如火灼刀割，尿自清，惟孔端时流白物
    - 治法　朝服二神散，晚服琥珀通结汤，以滑石白鱼散收功
  - 赤浊
    - 原因　毒气传染，或精化不及
    - 证象　惟马口流秽物如血，余同白浊
    - 治法　萆薢分清饮，或朝服琥珀滑石散，晚服海金沙散，以神效琥珀散收功
  - 溺浊
    - 原因　湿热壅盛，或肾气虚弱，或脾气虚陷，或心动烦扰
    - 证象　湿热壅盛，胃呆，舌黄腻，小便混浊。肾气虚弱，腰部酸痛，头目昏眩，尿混浊而长。脾气虚陷，时觉有气下陷，面色萎黄，尿混浊而长。心动烦扰，失眠怔忡
    - 治法　湿热壅盛，加味四苓散。肾气虚弱，朝服肉苁蓉散，晚服菟丝子汤。脾气虚陷，补中益气汤，兼服生百果。心动烦扰，朝服莲肉补心丸，晚服菟丝子汤
  - 精浊
    - 原因　淫想过度，或交媾受惊，或心气虚弱
    - 证象　马口时有薄腻如膏之精，或稍一用心精即流出，或断续流败精
    - 治法　淫想过度，九龙丹。心气虚弱，朝服莲肉补心丸，晚服枸杞螵蛸汤。交媾受惊，六味丸

七八、泄精

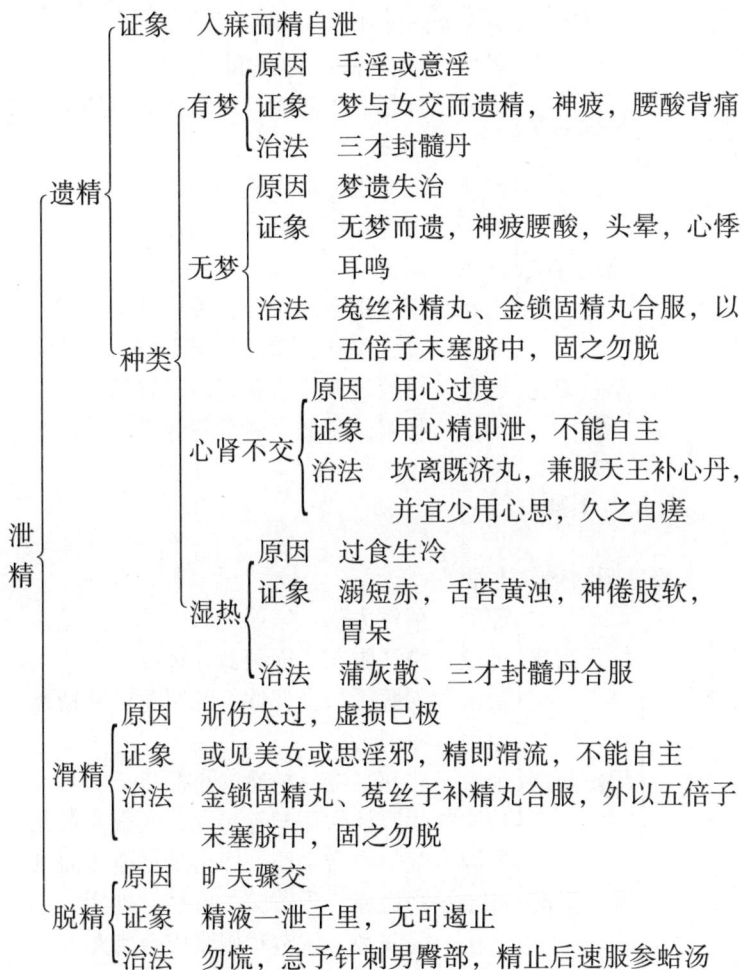

泄精
- 遗精
  - 证象　入寐而精自泄
  - 种类
    - 有梦
      - 原因　手淫或意淫
      - 证象　梦与女交而遗精，神疲，腰酸背痛
      - 治法　三才封髓丹
    - 无梦
      - 原因　梦遗失治
      - 证象　无梦而遗，神疲腰酸，头晕，心悸耳鸣
      - 治法　菟丝补精丸、金锁固精丸合服，以五倍子末塞脐中，固之勿脱
    - 心肾不交
      - 原因　用心过度
      - 证象　用心精即泄，不能自主
      - 治法　坎离既济丸，兼服天王补心丹，并宜少用心思，久之自瘥
    - 湿热
      - 原因　过食生冷
      - 证象　溺短赤，舌苔黄浊，神倦肢软，胃呆
      - 治法　蒲灰散、三才封髓丹合服
- 滑精
  - 原因　斲伤太过，虚损已极
  - 证象　或见美女或思淫邪，精即滑流，不能自主
  - 治法　金锁固精丸、菟丝子补精丸合服，外以五倍子末塞脐中，固之勿脱
- 脱精
  - 原因　旷夫骤交
  - 证象　精液一泄千里，无可遏止
  - 治法　勿慌，急予针刺男臀部，精止后速服参蛤汤

七九、梦交

梦交 ┬ 证象　女梦与男交，遗出淫津
　　　└ 种类 ┬ 抑郁梦交 ┬ 原因　性情乖戾，时动肝火
　　　　　　　│　　　　　├ 证象　体倦，不思食，少欢，如有所失，脉弦
　　　　　　　│　　　　　└ 治法　朝服逍遥散，晚服琥珀定志丸
　　　　　　　├ 淫想梦交 ┬ 原因　禀性淫而守礼，遏制淫火内炽
　　　　　　　│　　　　　├ 证象　同上
　　　　　　　│　　　　　└ 治法　朝服龟知地黄汤，晚服黄柏散
　　　　　　　└ 湿热梦交 ┬ 原因　过食厚味，湿热注于下部
　　　　　　　　　　　　　├ 证象　小溲短赤，舌苔黄腻，胃呆
　　　　　　　　　　　　　└ 治法　朝服蒲灰散，晚服封髓丹

八十、阳痿

阳痿 ┬ 证象　阳物痿软不举
　　　└ 种类 ┬ 精伤阳痿 ┬ 原因　精气大伤，宗筋弛长
　　　　　　　│　　　　　├ 证象　腰酸眼花，面萎黄，神疲乏
　　　　　　　│　　　　　└ 治法　朝服千口一杯饮，晚服菟丝补精丸
　　　　　　　├ 阳虚阳痿 ┬ 原因　命门火衰
　　　　　　　│　　　　　├ 证象　恶寒足冷，精冷，小便清长
　　　　　　　│　　　　　└ 治法　朝服桂附菟丝补精丸，晚服鹿蚕丸
　　　　　　　└ 湿热阳痿 ┬ 原因　湿热壅滞宗筋，多由过食厚味而致
　　　　　　　　　　　　　├ 证象　溺短赤，舌黄腻，胃呆，神疲
　　　　　　　　　　　　　└ 治法　蒲灰散。尿清犹服张氏金刚丸

八一、阴阳易

阴
阳
易 {
  大病初愈 {
    原因 大病初愈行房，女病传男，男病传女
    证象 少腹急痛，牵及私处，有热气上冲胸，头
    　　 重难举，眼花，膝胫拘急，反复痛苦
    治法 烧裈散
  }
  交合受风 {
    原因 交合时受风邪侵袭，深入肾脏
    证象 恶风寒，骨节痛，余同上
    治法 阴毛散。服后惟恶风寒，接服荆芥散
  }
}

八二、肠鸣

肠
鸣 {
  原因 大肠气虚
  证象 肠中鸣响
  治法 中气虚，补中益气汤加炮姜。脏寒有水，理中汤加
  　　 玉桂、茯苓、车前。火欲上升击动其水，二陈汤加
  　　 黄连、黄芩、山栀。泄泻，升阳除湿汤。疾行，河
  　　 间葶苈丸。下气暂止复响，益中汤
}

八三、脱肛

脱
肛 {
  原因 大肠气虚下陷，或兼有湿热
  证象 直肠脱出肛门
  治法 宜人参、白术、升麻、炙草升提之，或内服磁石散，
  　　 外洗铁花汤，并须审别施治。气虚，补中益气汤；
  　　 胃热移注大肠，四君加黄连、黄柏；有寒，理中汤
}

八四、大便秘结不通

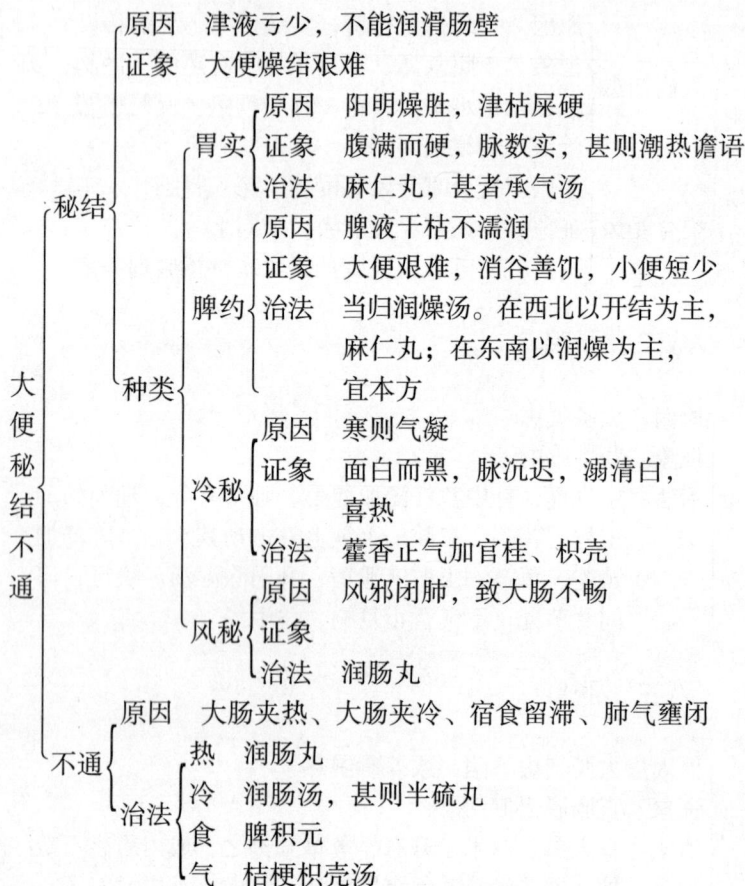

大便秘结不通
- 秘结
  - 原因　津液亏少，不能润滑肠壁
  - 证象　大便燥结艰难
  - 种类
    - 胃实
      - 原因　阳明燥胜，津枯屎硬
      - 证象　腹满而硬，脉数实，甚则潮热谵语
      - 治法　麻仁丸，甚者承气汤
    - 脾约
      - 原因　脾液干枯不濡润
      - 证象　大便艰难，消谷善饥，小便短少
      - 治法　当归润燥汤。在西北以开结为主，麻仁丸；在东南以润燥为主，宜本方
    - 冷秘
      - 原因　寒则气凝
      - 证象　面白而黑，脉沉迟，溺清白，喜热
      - 治法　藿香正气加官桂、枳壳
    - 风秘
      - 原因　风邪闭肺，致大肠不畅
      - 证象
      - 治法　润肠丸
- 不通
  - 原因　大肠夹热、大肠夹冷、宿食留滞、肺气壅闭
  - 治法
    - 热　润肠丸
    - 冷　润肠汤，甚则半硫丸
    - 食　脾积元
    - 气　桔梗枳壳汤